JN158598

誰でもできる
ファスティング生活

若返る！健康少食

医療ジャーナリスト
船瀬俊介

日本文芸社

はじめに

若さと、健(すこ)やかさの、秘密が解けた！
――半分食べて、2倍長生き

断食こそ21世紀の新医学

ファスティング（少食・断食）は、21世紀の新しい医学です。
世界中の医学界が、その〝奇跡の効能〟に注目しています。
その〝効果〟こそ、大自然が与えてくれた叡智(えいち)なのです。
野生の動物たちの世界を見てください。
かれらは、実に優美で、躍動するように、生命を謳歌(おうか)しています。
かれらも、ときには病(や)むこともあります。ケガをすることもあります。
そのとき、野生の動物たちは、どうしているのでしょう？
まず、なにも食べません。そして、巣穴に身を横たえます。

そうして、静かに回復を待つのです。

すると、生命力は驚くほどの早さでよみがえります。

野生動物たちは、断食こそ病気・ケガを治す最良の方法であることを、知っているのです。その叡智を、「本能」と呼びます。

それは万病を治す妙法である

ヨガは、人類最古の哲学、生理学、そして医学です。

それは、５０００年以上もの歴史を誇ります。そのなかで、ヨガの行者たちは、野生の動物たちの生命力に学びました。そして、真理に目覚めたのです。


――ファスティングは、万病を治す妙法である――


これは、現代にも通じる智慧(ちえ)です。

ひとは、なぜ、病気になるのでしょう？

西洋医学の医者たちは、途方にくれ首をふります。

「……それは、まったく、わからない。永遠のナゾです……」

東洋医学の医者たちは、にっこり笑顔で答えます。

「……それは、〝体毒〟で生じる。当然の真理じゃ（笑）」

こちらが、正しい。この一事をみても、西洋医学は、まさに赤子のレベルです。

こんな、無知で幼稚な医者たちのもとに、あなたは通っているのです。

〝メスの要らない手術〟の奇跡

なぜ、断食が万病を治すのでしょう？

それは、〝体毒〟を排出するからです。

万病の原因を除けば、万病が治るのは当然です。

遅ればせながら、世界の医学者たちは、この真理に驚愕し、覚醒し、実践し始めています。彼らは、古代ヨガの叡智に、ようやく目覚め始めたのです。

彼らは、ファスティングを〝メスの要らない手術〟と絶賛します。

〝体毒〟を出せば、後に浄化された理想的な体が残ります。

もう、病気になりようがありません。

ロシアでは、全国の病院でファスティング療法を採用しているそうです。

全世界で、そのような病院が、急速に増えています。

「半分食べれば、2倍生きる！」

さらに、世界の医学界は、その若返り効果に驚嘆しています。
それも、１９３５年、米コーネル大学、マッケイ教授の実験が証明しています。
マウスの摂取カロリーを６割にしたら、全匹、寿命が２倍のびたのです。
そのメカニズムは１９９９年、米マサチューセッツ工科大学、ガレンテ教授が、長寿遺伝子の発見で解明しました。ファスティングこそ、長寿遺伝子をオンにし、体細胞ＤＮＡを刺激から保護し、若さを保つのです。

――半分食べれば、２倍生きる――

こうして、ようやく人類は、真の医療理論、真の長寿方法に、覚醒し、到達したのです。本書では、その真理を、できるだけやさしく説きました。
あなたの愛するひとにも、さりげなく、教えてあげてください。

２０１８年３月

船瀬俊介

もくじ

第2章

やってビックリ、1日1食！ 驚きの効果

第3章 だれでもすぐ成功！ 1日1食・ファスティング

第4章 1日1食で若返る、病気も治る

第5章 偉人、才人は、みーんな少食です

第6章 クスリはファスティングでやめられる

プロローグ

ファスティング・
１日１食の
16大メリット

実年齢を聞いてビックリ！ファスティングの効果

若い！　肌がきれい！　身体は引きしまる！

「若返った！」と、よく言われます」

ファスティング（少食・断食・1日1食）をやった人は、口をそろえて言います。

「肌がきれいになった！」って、まわりがビックリします」

これも必ず聞かれる喜びの声です。

「スタイルが良くなったねぇ！」

久しぶりに会った人がうらやましそうに眼を見開きます。

心も身体も若返って、ボディラインが引きしまるのです。

とくに女性はウエストがキュッとしまり、理想的プロポーションになります。そして、小顔になるのです。全身がシェイプアップし、男女ともにお腹の出たO型や寸胴のH型体型が、みごとにX型になります。だから、少なくとも10歳は若く見られます。

メタボ体型に悩んでいる中高年には、まさにおすすめです。ほとんどの人は値だんの高いダイエット食に飛びついたり、高額の痩身術にすがったりしています。

だけど、ファスティングを実践するだけで、スラリとした理想の体型と若さを手に入れることができるのです。

こちらは、お金がかからないどころか、食費も浮きます。

中高年だからこそファスティング

ファスティングというと多くの中高年のかたはこう言います。

「この歳まで生きたんだから、せめて好きな物を食って死にたいよ」

これがホンネでしょう。同年輩に、私が1日1食と言うとギョッと驚く人がいます。

「エエッ、ホントに食べなくて平気なんですか？　ウッソォ！」

今、全国的に1日1食が、大きなブームになりつつあります。

とはいえ、まだまだふつうのひとびとにとっては、想像外のことなのです。

とくにシニア層は「1日3食、しっかり食べる」という政府の〝指導〟が子どものときから頭にしみこんでいます。

とりわけ高齢になるほど、幼いときにひもじい思いをしています。飢えへの恐怖が本能的にしみついているのです。

しかし、歳だからこそファスティングに挑戦すべきなのです。ファスティング体験者はみんな、「身体が軽い」「活力がみなぎってくる」「なんでも前向きにとり組める」「仕事がどんどんはかどる」、さらに「睡眠時間が短くてすむ」と証言します。これらは共通の喜びの声です。

多くの中高年の悩みは「身体が重い」「なかなかやる気が起こらない」「なんでもおっくう、面倒くさい」「仕事が疲れる」、そして「寝つきが悪い」などなど。これらの悩みが、1日1食ですべて完全に逆転してしまうのです。1日1食こそ若返りの妙法です。

同窓会にて、同年輩の満身創痍……

私はまもなく68歳になります。驚くのは同年輩の老けぐあいです。

5年ほど前、九州福岡の高校時代の同窓会がありました。10人掛けテーブルで、私以外の9人の頭が真っ白だったのに驚きました。もうそんなトシか、とあらためて思ったしだいです。

反対に、9人は私の髪が真っ黒なのに驚いていました。

「よう、染まっちょるのォ！」

毛染めしていると思ったのです。

地毛だと言ったら、さらに驚いていました。

同窓生のSは肺ガンで大手術したと、風の便りで聞きました。

電話すると、さばさばした調子で語ります。

「アッチももう全然ダメ。終わった。60年以上、好きに生きてきたから、もう思い残すことはない……」

しっかりしろよ、と心の中でため息をつく。

大学の1年後輩のI君。女房と離婚し、落ち込んで、うつ病に。病院にかかって処方された精神安定剤を飲んでいます。久しぶりに会って、その変貌（へんぼう）ぶりに愕然（がくぜん）としました。

髪は真っ白、頰（ほお）はこけ、目は落ちくぼみ、明朗快活で冗談を連発していたころの面影はまったくありません。

向精神薬のダメージであることは歴然です。

「でも、これ手放せんのですわ……」

精神安定剤の容器を握りしめてつぶやきました。

さらに後輩で夕刊紙記者をやっているT君。音信が絶えていたので自宅に電話すると、奥さんが出て、若年性アルツハイマーで長期休職中と言います。

同窓生で弁護士のWは、健康診断で引っ掛かったと人工透析を週3回受けています。

やはり同窓のSは、心臓バイパス手術で胸を2回開いたとか。

まさに、同年輩の仲間は満身創痍(まんしんそうい)……。

年々、身体のぐあいは悪くなる。体力、気力は衰えるばかり。

性欲などもはやおぼろげな記憶……そんな人生、あなたはイヤでしょう。

老化にブレーキをかけ、ぎゃくに生き生き若返る。もう一度、熱い恋をする!

あなたの今の決断がそれを可能にするのです。

〝若さ〟に共通するライフスタイル

前作『やってみました! 1日1食』(三五館)では、ビートたけしさんやタモリさんなど、超一流の芸能人から、有名アスリートまでが1日1食主義であることを紹介しました。

「食べない人は、なぜ若い？」

彼らの驚くべき若さと才気と活力の源泉は、ファスティングにあったのです。

彼らに共通するのは1日1食主義というライフスタイルでした。

つまり、「食べたから老けた」「食べないから若い」。

なら、わたしはもう手遅れだな……と思っているあなた。若返りに、早いも遅いもありません。思い立ったが吉日です。

30歳と思えば、47歳とは！

本書の中にはファスティングによって若さと活力を手にした、たくさんの方々が登場します。たとえば、安西浩子さん。スラリとした長身で色白、長い黒髪が清楚（せいそ）な和風美人です。

私は初めてお会いしたとき、30歳前後だとばかり思っていました。

じつに若々しい人だったからです。

彼女は子どものころから病気がちだったので一念発起、ファスティングに挑戦して、理想の健康をえたそうです。インタビューをしてみて、「……私、47歳です」。これには、本当にびっくりしました。「エーッ！」と思わず声をあげたくらいです。

彼女はみずからの体験を活かして、ファスティング・インストラクターをなさっています（61ページ参照）。

ほかにも、7年ほど1日1食で過ごしてこられた寺田純子さん、65歳。彼女もきっぱり言います。

「本当の年齢が65歳と言うと、みんなびっくりします。まわりからは50〜55歳くらいに見られます」「実年齢を言うと、みんな『ヘェーッ！』と驚いちゃいます」

彼女も「肌がきれいだ」とよく言われるそうです。1日1食、身体も軽く、サッサと動く。彼女は白髪もない。それと気分も不思議と落ち込まないそうです。

「私、元気に150歳まで生きますッ！」とは立派（65ページ参照）。

少年のように若返った

男性だって負けていません。とにかく、びっくりするほど若返るのです。

「あなた、20歳は若返ったんじゃないの⁉」

半年ぶりに会って、思わず素頓狂（すっとんきょう）な声をあげてしまいました。

三浦竜介（りょうすけ）さん（当時43歳）は会社社長。6カ月前に出会ったときは、肉づきがよく、でっぷりと中年の貫禄があったのですが、『やってみました！　1日1食』を読んで、すぐに1日1食スタイルを実践。体重を10キロほど絞りました。すると、周囲から「若返った！」と口をそろえて言われるようになったと言います。

久しぶりにお会いした私もてっきり「弟さんかな？」と思い、「お兄様は？」と聞きそうになったほどです。

とにかく肌が少年のようにみずみずしい。顔も引き締まっている。

「生」が若返れば「性」も旺盛

その他、若返った！　と周囲が驚いた事例には事欠きません。

私と同じ歳の千葉泰宜（やすのり）氏も若々しい。

同窓会に出るとまさに自分とは別世界に来てしまったのかと感じるということです。

「クスリ飲んでいない同年輩は皆無でした。一切飲んでいない私のほうが宇宙人のよう

に見られる」（86ページ参照）

さて——。男性の若さといえば、下半身、セックスの話題にもふれないわけにはいきません。

千葉さんは、照れ笑いしつつ語ってくれました。

「毎朝、アレの反応がありますね」「少食にするほどアッチは元気になります（笑）」

〝英雄色を好む〟といいます。〝長命色を好む〟も、当然かもしれません。

1日1食が性能力を格段に高めることがわかります。

カロリー制限が長寿遺伝子をオンにして、若さを保つ——この事実は今や広く知られています。「生」が若返れば「性」も旺盛になるのは、当然のことです。

反対に「生」が衰えれば「性」も衰えるのです。

エロスとは、古代ギリシャ語で「生命」という意味。

つまり、エロスを生きるということは、「生命」を謳歌する、という意味なのです。

少食が「生命力」を高め、さらに性欲、精力を高める。

それは、宇宙からいただいた生命を、真に存分に生きることに通じるのです。

1日1食のめぐみ、16大メリット

1日1食主義の実践による〝16大メリット〟をまとめておきましょう。

①持病が消える（体毒が体外にデトックスされるので当然ですね）
②病気にかかりにくい（排毒が速やかに行なわれ免疫力が上がる）
③身体が軽くなる（朝もサッと床ばなれ。なんでもサッサと動ける）
④疲れにくくなる（心身が軽いので、長時間の仕事でも疲れない）
⑤睡眠が短くなる（朝3時、4時でもパッと目ざめ仕事は快調）
⑥肌が若返る（きれいになった！ 若くなった！ と言われます）
⑦頭が冴える（脳内デトックスが進みスッキリ脳細胞が活性化）
⑧仕事がはかどる（心身快調、頭が冴えるから当たり前です）
⑨生き方が前向きになる（嫌だったことが嫌でなくなり、楽しめる）
⑩身体が引きしまる（ダイエットは成功し身体はシェイプアップ）
⑪不妊症が治る（夫婦とも性欲、精力が増進して子宝に恵まれる）

⑫ **寿命が延びる**（長寿遺伝子がオンになり、若返り、長生きできる）

⑬ **食費は3分の1になる**（夫婦でやれば、年に相当貯金できますよ）

⑭ **買物、料理が楽になる**（買物、料理、後片付けすべて手間が3分の1）

⑮ **趣味を楽しめる**（時間も、お金も、能力にも余裕ができる）

⑯ **感性が豊かになる**（直感力が増し、感動で人間性が深まる）

――さあ、今日から、老いも若きもみんなそろってファスティング！

第 1 章

お医者さんは、
なぜ「断食」を
勧めないの？

「断食やってはいけない！」という
お医者さんの無知

本当にインチキなのはどっち？

私は『3日食べなきゃ、7割治る！』『やってみました！　1日1食』で、ファスティング（少食・断食）の効能を伝えてきました。

この2冊は全国的に話題となり、さまざまな反響を呼びました。

そんな中、「週刊文春」が3ページにわたって「〝インチキ健康本〟にダマされるな！」という特集記事を掲載。他の健康本とともに『3日食べなきゃ、7割治る！』が写真入りで〝告発〟されていたのです。

記事はこう結論づけています。

「インチキ健康本は、体にも、財布にも優しくないのだ」

この言葉は、そっくりお返しししたい。

この記事こそまさに、過食の害に気づかず、ファスティングの効能に無関心な現代医学の無知を象徴するものでした。

彼らの言葉を借りるなら、「体にも、財布にも優しくない」のは、ファスティングなのか、現代医学なのか？　本当にインチキなのはどちらなのか？

この特集記事をもとに検証してみましょう。

「断食は、絶対にやってはいけない」？

「……こうした断食は、絶対にやってはいけません。私たちの研究では、三日間断食するとたしかに体重は減りますが、同時にインスリン感受性も低下しますから、むしろ糖尿病に近い状態になります」と語るのは、愛知みずほ大学大学院特任教授（現・愛知みずほ大学学長）の佐藤祐造（さとうゆうぞう）医師（内科医）。

「断食は、絶対にやってはいけない」は、正気とは思えない発言です。

ファスティング（断食）療法は、すでに世界中の医学界で確立されています。著効（ちょこう）も証明されており、広く実践されているのです。

「一般的にファスティングでインスリン感受性はまったく低下しません」と断言するのは、断食療法でめざましい臨床成果をあげている鶴見隆史医師（鶴見クリニック院長）。

「例外は100キロを超える肥満体の場合です。それを持ち出すのは勉強不足、大馬鹿者ですね」

彼らは3日断食の研究をやったという。そこでの数多くの効能例はあえて黙殺しています。インスリンが十分な効果を発揮していない「インスリン感受性低下」としか批判できない。それがどう悪影響なのか、具体的に一言も言及できていません。

そして、佐藤医師は「断食は絶対にやってはいけない」と言う。なら、そのエビデンス（証拠）を出していただきたい。

生涯をかけて少食健康法を追究した甲田光雄医師

1日3食の〝過食〟への批判に対して「科学的事実に基づいていない」と言うのは小内亨医師（内科）です。

しかし、これは完璧なウソです。少食医療の指導者である甲田光雄医師（甲田医院院長）は、その生涯をかけて「朝食抜き」の「少食健康法」をすべての患者に指導しています。

そして、その臨床例、統計データなどを徹底した記録としてまとめ、多くの著作でも発表しています。その事実は『3日食べなきゃ、7割治る！』でも、はっきり明示しています。つまり、臨床例を踏まえた圧倒的事実があるのです。

さらに、ファスティング専門医の鶴見医師にも取材し、断食の効能について科学的証言を得ています。

それを「科学的事実に基づかない」とはよく言えたものです。

ケトン体のエネルギーで、「思考力低下」などありえない

次の「週刊文春」でのコメントも間違いです。

「(断食で) ブドウ糖を摂らなければ、ケトン体が代替エネルギーになるしかない。でもケトン体はあくまで代替エネルギーですから、思考力が低下します。車の運転で事故を起こしたりなど、注意力が散漫になる可能性がある」(辛浩基医師・しんクリニック院長)

ここでいうケトン体とは、脂肪を分解する過程で作られる3つの物質 (アセトン、アセト酢酸、3-ヒドロキシ酪酸) の総称です。ケトン体はブドウ糖が不足しているときに

即効性のエネルギー源として肝臓で作られ全身に配られます。

鶴見医師は、「ケトン体から産生されたエネルギーはブドウ糖よりも大きいのです」と断言します。

断食を行なうことで、ブドウ糖よりも大きいエネルギー源（ケトン体）が脳に供給されるのですから、「思考力低下」などありえません。

その証拠に、ほとんどの体験者が、少食、断食で「頭が驚くほど冴える！」と口をそろえます。まさに、高エネルギー源であるケトン体の素晴らしい効用でしょう

しかし、辛医師はこれらの情報を隠し、「車の運転で事故を起こす」「注意力散漫になる」などデタラメな例で読者を脅かすのです。

「年配者はやめたほうがいい」は大ウソです

辛医師の次のコメントも誤りです。

「（断食で）年配者の場合だと脂肪だけでなくて筋肉も燃焼しますから、サルコペニア（筋力・筋肉量の低下）の状態になる危険性があります。体の細い人もやめたほうがいい」

鶴見医師は次のように反論します。

「断食2～3日目からケトン体が生成されるようになり、そのため糖新生での筋肉の消費が抑制され、脂肪組織の消費が加速されると考えられています。だからでしょう。最近は、このケトン体を使ったダイエットが人気を集めています」

これはわかりやすく言うと、脂肪は落ちても筋肉は落ちないということです。

だから、断食では「筋肉消費は抑制される」。この事実を辛医師は、わざと無視しています。さらに『3日食べなきゃ……』では、私は併せて筋肉強化法（アイソメトリックス）も指導しています。だから脂肪は落ちても、そもそも「筋肉量の低下」などありえないのです。

その証拠に、本書の執筆で話をうかがった中にも細身の方はたくさんいましたが、筋肉は落ちずまさに健康そのもの。70代の男性も超少食でむしろ快調になっていることを証言してくれています（第2章を参照）。

「ムチャクチャ」「完全なまちがい」とは⁉

さらに、多くの患者を完治させた実績を持つ菅野喜敬（かんのよしたか）医師（セントクリニック院長）の証言「インスリン依存型患者15人を断食で全員完治させた」に対しても、〝科学性〟

好きの医師たちは噛みついています。

「インスリン依存型の方がインスリンをやめたら、糖尿病の昏睡によって一週間で死に至ります」(佐藤医師)

糖尿病患者に、突然食事をやめさせる――そんな断食指導の専門医は地球上に存在しません。

そういう患者の場合、徐々に少しずつカロリー摂取を減らしていく。断食療法のイロハです。むろん菅野医師も注意深く、慎重に食事制限を指導し、最後は糖尿病の完治へと導いたのです。

佐藤医師は、15人の糖尿病完治の記録を「ムチャクチャな記述で、完全な間違い」と決めつける。

「ムチャクチャ」「完全な間違い」なのは、たゆまぬ研究を続けることもなく、広い視野を養おうともしない、こうした無知きわまりない医者たちのほうではないでしょうか。

「糖尿病は治らない!?」なら、医者は何をするの？

おなじく菅野証言について、「まったくデマです。糖尿病は治りませんから『完治』

というのはありえない」と、辛医師は仰天発言。

「週刊文春」は、この医師を「糖尿病に詳しい」と紹介し、コメントを求めています。その糖尿病専門医が「糖尿病は治らない」と言ってのけた。この専門医は、糖尿病は「治らない」、つまり「自分には治せない」と明言しているのです。

「私は生涯で1人の糖尿病患者も治していない」と白状し、自慢しているわけです。

ぎゃくに「ではあなたは何をしているのですか？」と問うてみたい。呆(あき)れ果てた糖尿病の〝専門医〟もいたものです。

最後に佐藤医師は、同誌で次のようにコメントしています。

「しっかりした医学的根拠に基づくものでなければ、それは〝サイエンス〟じゃなくて〝商売〟です」「読むのは時間の無駄であり、お金の無駄。病気の方であれば、命の問題につながりかねない」。

これは「糖尿病は治せない」と白状している医者にそっくりそのままお返ししましょう。

「断食で死ぬ」「〝殺人罪〟になる」に、あぜん

医学部で断食はいっさい教えない

どうして、これほどまでに医者たちはファスティング（少食・断食）に無知なのでしょう？　その無知さ加減には、あきれます。

断食療法を実践し成果をあげている菅野（かんの）喜敬医師（セントクリニック院長）に聞いてみました。

――マスメディアはファスティングに無理解なだけではなく、「断食はペテンだ」という誹謗（ひぼう）記事があったりします。

菅野　一般的なメディアは断食を信用していないからね。そういう医者もいるから、あ

まりカッカしないでよ（笑）。

——大学医学部の教育で、ファスティングなどの療法は教えないんですか？

菅野　「飢餓状態はきわめて危険である」と教えています。

ファスティング療法、断食療法の教育は少なくとも「ない」ですね。

——先生が卒業した福島県立医科大学でもそういう教育はなかった？

菅野　ありません。断食して3日、4日、5日目になると、体液がアシドーシス（酸性化）になってくるわけです。

それを「危険だ！」という。「これ以上やっちゃいけない」となる。

——ああ、そう……。

菅野　医学部の教授にはそういう頭しかないんです。断食をすると一時的に飢餓（きが）状態でいろいろ細胞内の代謝産物が血液の中に出てきます。

すると血液が濁（にご）って、一時的にアシドーシス（酸性化）になるわけです。しかし、これはいわゆる「好転反応」です。

「命に関わる非人道的行為だ！」と断定した教授

菅野　それを「もう、すでに危険だから、これ以上やっちゃいけない！」と言う。医学部の教授は、そうですよ（大笑）。教授に言われましたよ。「これ以上は命に関わる。だから（断食は）非人道的行為だ」と。

――それは、先生が若いころ？

菅野　ええ。断食療法で、糖尿病患者のインスリン依存を切ったときなどに言われました。

3日、4日、5日食べないと、血液検査でダーッとアシドーシスという結果が出るんです。その段階で「これは危険だ！」と教授は断定するんですよ。

――だけど、その先があるじゃないですか。デトックス（排毒）とか。

菅野　その先は「死ぬことになっている」としか考えないんですよ、教授の頭は！「危険なんだから、これ以上やると、もっと危険になる。危ない！」と言う。「それ以上やると確実に死ぬから、〝殺人〟に問われるかもしれない」とかね。

断食医師は全国で100人以下？

――ならば、先生とか、故・甲田光雄先生とか、鶴見隆史先生のように、ファスティング療法をやっているドクターは日本にあまりいない？

菅野　何人でしょうかね。まあ、何十人いるか知りませんが、どう数えても１００人はいないわな。関連本など見ても、それ以上はわからない。

――日本ファスティング医学会みたいなものはない？

菅野　非公式なものはありますが、医学部の教授たちは、全部黙殺していますから。

正式な学会などはありません。

しかし、約30年前には東北大学医学部心療内科で、鈴木仁一教授が断食療法をやっていた。

私、現実に患者をそこに送って、見に行ったことがあります。リンゲル点滴しながら断食療法をやるんです。

――現代医療を批判する立場のドクターでも、断食療法の知識は乏しい？

菅野　有名な先生でも、著書に「断食療法、酵素栄養療法などはいかがわしい」と書いておられる方もいる。そんなレベルなんです。

ただし、安保徹（あぼとおる）先生（故人。元・新潟大学医学部教授）は「断食は最高の治療だ」とおっしゃっていますね。

「マクロファージ（白血球の一種）には、極限の飢餓状態にもってきて初めてわかるような、すごい作用がある」と著書に書いている。

「断食は、一番、科学的で素晴らしい！」と絶賛されています。


——ほかに断食を勧めている先生は？

菅野　東京の市ヶ谷に「健康増進クリニック」を開業している水上治（みずかみおさむ）医師がいます。私のかつての上司です。断食療法に、日本中から患者さんが殺到しています。自由診療です。昔は断食のプロで、今はそれ以外も含め、総合診療をやっています。本当に真面目なクリスチャンの医師です。

愚鈍（ぐどん）な医師たちの知的レベル

菅野先生に聞いて、現代医療現場での断食療法についての知識の乏しさに驚きました。今や、ファスティングは、健康常識としてふつうの人でも知っています。

なにしろ、ビートたけしさんからタモリさんまで、国民的な芸能人から、プロ野球選手やプロゴルファー、力士まで著名アスリートの間でも、もはや常識です。

1日1食で持病を治し、スリムになり、若返りしている。

そんな人たちも急速に増えています。

こうした時代状況なのに、医師たちには、新しい医療として学ぼうという姿勢は、まったく皆無。断食療法は〝死ぬことになっている〟と本気で思っている医学部教授がいるとは！

こうなると、医師の愚鈍（ぐどん）さだけが目についてくる。

彼らは、ファスティングが普及すると、自分たちの〝猟場（りょうば）〟が荒らされるという警戒感があるのかもしれません。

この程度の知識で次々に効果をあげている断食療法に文句をつけているのですから、あきれます。

ここでも、私は現代医療の大崩壊を実感し、確信しました。

あなたは、こんな幼い知的レベルの医師たちのもとに通院しているのです。

病気が治るどころか、〝殺される〟のも当然です。

お医者さんの大好きな「人工透析」のワナ

患者1人7000万円の荒稼ぎ

今、爆発的に増えているのが透析(とうせき)患者です
しかし、都内で開業するN医師によれば、透析を命じられた患者の約8割は、断食療法で回復するという。

つまり、地獄のように過酷(かこく)な透析を受けなくてすむ。

また、透析を開始した患者でも1カ月以内なら半数は透析から離脱できる、という。

菅野医師も、これと同じような考えを持っています。

彼は、透析患者はガン患者よりも儲かるため、患者の争奪戦まで起こっている現状を嘆(なげ)くのです。

さらに、多種多剤の薬剤を投与されたクスリ漬けの患者は、医原病(いげん)となり、その結果、腎臓が破壊されて人工透析利権のエモノとなっていく、という。

その平均余命は10年。その間、年約７００万円、合わせて７０００万円の暴利が、透析病院に転がり込むのです。

食事療法のファスティング（少食・断食）で完治するのが腎不全の患者さんです。なのに、いっさいそのような情報を与えることなく、透析利権に引きずり込む。

やはり、透析利権も悪魔の医療ビジネスというしかない……。

ふたたび菅野先生にご登場いただきましょう。

食事で治る患者に透析命令！

菅野　船瀬さんの著書『３日食べなきゃ、７割治る！』（前出）の反響で、大学病院で治らない患者からばっかり相談がある。
九州大学病院にかかっていた患者が1カ月ほど前に来ました。58歳の女性。腎不全で「透析やりなさい」と言われましたが、食事療法をやっただけで透析がいらなくなった。

症状はもともと大したことなくて食事療法で治っちゃう。もうクスリも飲んでいません。食事を改めればなんの心配もない。そんな患者まで透析させている。ふざけてるなぁ（苦笑）。

——診断したとき、透析は必要なかったわけ？

菅野 まったく必要ない！ つまり病院は、その程度の人まで透析させちゃう。数値見ても透析の必要はなかった。

半年から1年後の（予測）数値が危ないということで透析を急ぐんです。早めにやっちゃう。

——このままほっといたら危ないと？

菅野 いいや、違う。病院も経済的事情があるから（笑）。

最初から週3日透析のムチャ

菅野 今度、透析に入った患者が大阪から来る。48歳のサラリーマンの男性。透析病院にかかって1カ月くらい。最初から週3日も透析をやっています。

——ひどいね。最初は週に1回か、多くても2回でしょう？

菅野 そうそう。今、透析病院は稼ぐのに忙しいんだよ、ハッハハ（大笑）。家族そろって相談に来ます。透析をやってるので、病院から急に逃げ出すわけにはいかない。そんなことしたら病院から訴えられるかもよ（苦笑）。

それから、今度、大学医学部の精神科にかかって治らない患者が来ます。22年前から、首が右か左に曲がったまま、動かない。どうも、向精神薬の大量投与の副作用らしい。

――それも、ファスティングでデトックス（排毒）するしかないんじゃない？

菅野 そのとおり。ファスティングでデトックスさせようと思っています。そうしながら、私の知り合いで、私も25年通っている神業（かみわざ）的な「整体治療」を受けさせようと考えています。

ガンは3年、透析10年の儲けナリ

菅野 病院が大量にクスリ出すと、腎臓が壊れます。

つまり、薬害で腎臓を破壊する。すると、みんな透析になるからねぇ。

今、日本列島の透析設備は過剰ですから、患者集めに必死です。腎臓破壊された患者は、透析センターの一番いいカモです。透析患者は10年くらい生きます。ガンなら3年で死んじゃう。だから、ガン患者の場合、病院にドンドン入れなきゃならない。透析患者ならガンほど必死で患者さんを探す必要はない。ガンより透析のほうが経営は安定します（笑）。

透析患者1人、年間500万円といわれますが、諸経費入れると年間700万円くらい稼げる。患者を100人持っていると7億円稼げるわけ。透析ほどオイシイ商売はない。

――透析患者を1人紹介すると、手数料で100万円もらえるとか？

菅野 そういう話は、それとなく聞こえてきます。どの病院も透析患者を必死で探しているからね。

――わざと腎臓を破壊するクスリを入れているというウワサも聞きますが……。

菅野 イヤ、そこまで悪魔的なワルはいないだろうけど、結果的に腎臓破壊しちゃうんです。クスリという〝毒薬〟をいっぱい入れるから（笑）。

――病院は稼ぎたい放題……。

菅野 でも、私が悪魔になったら、もっと稼げるな。
向こう10年でなく、15年生かせばいいんでしょ。それは東洋医学を併用したら、透析しながらでも15年生かせますよ（大笑）。

ガン利権もすさまじいが、透析利権もまたすさまじい。

菅野医師の告発は、まさに食事指導、ファスティングを熟知した医師ゆえの、悔(くや)しさと哀しさに満ちていました。

医者は、断食療法などは不勉強なくせに、利権漁(あさ)りには異様なほど熱心なのです。

有料老人ホームのアブナイ、恐い正体

内科S医師、生々しい告発談

高齢化社会では、人生の最後を老人ホームなどで迎えることにもなりかねません。

その老人施設の実態とは、どんなものでしょう？

取材の過程で、老人医療に詳しい内科のS医師に出会うことができました。

やはり、菅野先生に負けず劣らずの気さくなお人柄。匿名を条件に、ざっくばらんに老人医療のあきれた実態を語ってくださいました。

S医師　有料老人ホームの往診クリニックというものがあります。今そこを手伝わされて、その実態にあぜんとしています。

有料老人ホームに往診クリニックの医者と調剤薬局の薬剤師が行くわけです。するとと老人たちはものすごいクスリ漬けなんですよ。

——ああ、やっぱりね。

S医師 老人たちは、気力が落ちたり、皮フ炎が出たり、胃腸障害を起こしたり、フラフラで歩けなくなったり……。医者はそれをみんな〝老化現象〟だと思っている。私に言わせれば、〝薬害〟なんです。

——でも、医者は〝薬害〟というのを想定もしない。

S医師 そこに別の新しい病名をつけて、またクスリを出す。そんな患者さんに、5種類、10種類、15種類の化学薬品を出しているからね。これでは、老人は死ぬに決まっている。

〝薬害〟〝副作用〟は想定外です

S医師 クスリには、主作用、副作用ともう1つある。活性酸素です。大量に化学薬品を体内に入れますから、膨大な量の活性酸素が発生します。だから、酸化毒で早く死んじゃうんですね。

要するに、身体中の内臓が酸化し、老化していく。老化なんだけど、自然な老化ではない。

人工的に〝老化〟させているわけですよ（苦笑）。

――そんなこと、医者は知らないの？

S医師 だれも知らない！　そこは非常に大きな往診クリニックです。

東京、埼玉、群馬、新潟と往診する。

だから、たくさんの医者を使っていますが、こんなこと医者も知らないし、老人ホーム経営者も知らない。

医者は、医学教育で「薬害教育」「副作用教育」を受けていません。

だから、〝薬害〟とか〝副作用〟を想定しないんです。

――そんなクスリ、全部やめさせれば元気になるのに……。

S医師 ドクターを信用しているのが、私にはバカだと思えるけどね。

断食させると家族が怒る……!?

――断食して排毒すればいいのでは？

S医師 そうですが、あの高齢者の施設で断食なんかさせたら大変ですよ（苦笑）。毎月、何十万円も家族が払っているのに「あそこはメシも食べさせない！」と猛烈に抗議がきますよ（笑）。

――家族も断食を理解してくれない。

S医師 だって、食事をどのくらい豪華にするかが重要な競争だからね。豪華な料理を出す老人ホームほど人気が高い。それこそ、食事を粗末にしたら大騒動が起きますよ。「金だけ取って、儲け主義だ！」なんて。

――だったら、1日1食なんかしたら、暴動が起こる？

S医師 暴動よりも刑事告発されますよ（笑）。みんな、どれだけのご馳走（ちそう）を出すかでサービス競争しているんだから。

――しかし、全部、患者にとっては災難だ。

S医師 入居者の患者さん家族がチェックに来るわけですよ。「どれくらいのご馳走を出しているか？」家族が月20万円とか、30万円とか出しているわけですから。高級なホームだと40万円くらい月々払っている。

――だったら、ステーキだ、ケーキだとお年寄りが食べてはいけないものをボンボン出すわけだ。

S医師 そう！ そうすると「ああ、この施設は豪華だ」と家族は納得、満足する。

10時と3時、2回のオヤツ

S医師 よかれと思って、玄米ご飯とか麦ご飯なんか出したら、「金だけふんだくって、非人道的だ」と言われます。週刊誌だけでなく、NHKから全国紙の読売、朝日などで書かれて叩(たた)かれますよ（笑）。

――エーッ！ 2回も甘いオヤツ出すの。それは砂糖で〝毒〟でしょう？

S医師 だから有料老人ホームは午前10時と午後3時の2回、甘いオヤツを出す。3時のオヤツはケーキみたいなものを出す。すると「ここの老人ホームは親切だ」と喜ぶ。

――それで医者が出張で往診に行ったら、具合の悪いおじいちゃん、おばあちゃんだらけ。

S医師 老人ホームは、永久に住む場所でしょ。介護する場所じゃない。死ぬまで居る所だから、どんな死に方してもなんの問題にもならない。

――死んじゃっても、〝善意の殺人〟はバレない。

S医師 死ぬまで居るところが、老人ホームだから……。

そこに医者と調剤薬局がたかっているのが現実です。

現場の医師たちの内部告発は、生々しい。

そこでくり広げられるのは、無知と欲望と錯覚の悲喜劇……。

しかし、主役を踊らされる老人たちは、結局、カネも命も誇りも蝕まれて、大量の化学薬品による「人工老化」で命を弄ばれ、あっというまに〝薬殺〟されて、あの世に旅立つのです。

3食しっかり食べて早く死ね

さらに、コッケイなのは食べ物へのかんちがい。

心ある医師は「砂糖は猛毒」と断言します。

それは〝空(から)のカロリー〟で、燃焼すると体内のカルシウムを奪い、骨を脆(もろ)くします。

さらに、吸収速度が早いため血糖値を急上昇させ、低血糖症さらに糖尿病などの引き金になります。

白砂糖の毒性ひとつとっても、食品添加物としてジャッジしたら「絶対許可にならない」といわれるほどです。それを〝高級〟な有料老人ホームほど、豪華なオヤツでサービスする。本当に無知ほど恐ろしいものはありません。

食事もそうです。老人に3食しっかり食べさせるのは「しっかり食べて、早く死ね」……と言っているのにひとしい。

ステーキやハンバーグなど、高カロリー、高タンパク、高脂肪、高砂糖、高精白の、いわゆる〝5高食〟は典型的な短命食です。

そうした美食飽食を3食、強制的に（？）食べさせているのが豪華な有料老人ホームなのです。それらはまさに殺人レシピであることは、ファスティングを少しでも学んだらわかるはずです。

ホームでお年寄りに出されるべきは、まず和食であるべきです。

そして白米ではなく玄米、雑穀飯、麦飯などがベストでしょう。

さらには、１日１食などのファスティング・コースも完備させるべきです。
結論は「クスリは飲むな！」「飽食は避けよ！」につきます。
そして、一にも二にもファスティング！
それで本来の豊かな天命長寿が達成できるのです。
「論より証拠」――次章ではファスティング体験者のナマの声を紹介します。
その感動の体験の数々に耳をかたむけてください。

第 2 章

やってビックリ、
1日1食!
驚きの効果

アッと驚く肌のきれいさ、その若さ

実年齢より10歳、20歳若い

「まわりが、みんな『若返った！』と、びっくりしますね」

ファスティングを体験したひとたちは、みな笑顔で、異口同音に語ります。

まずは断食、少食によるカロリー制限で長寿遺伝子がオンになる。

だから、周囲よりはるかに若々しく見えるのはとうぜんです。

こうして、不食、断食、1日1食などを実践しているひとたちは例外なく、驚異の若々しさで周囲を驚かせます。

実年齢より10歳、20歳は、若く見られる。まわりは、ただあぜん呆然です。

「どうして、そんなに若々しいの？」

以下は、ファスティングで周囲を驚嘆させたひとたちの、奇跡の体験談です。

それは、あなたも今日から実践できる方法です。

無理せず、気楽にやってみませんか！

母親から、末娘のように若返った！

――おどろきの体験談①　38歳　女性

体重70・7キロが55・2キロに

永井杏奈（ながいあんな）さん、体重55キロ。身長１７０センチ。写真を見たかたは、絶句するでしょう。ファスティング前と後では、まったく別人。お母さんと末娘ほどの差があります。

前の写真は、子どもの女子大入学式に、付き添っているお母さん。後はその末娘という感じです。どう見ても18歳くらいの美少女にしか見えません。

お年を聞いてビックリ。なんと38歳とは……。

ファスティングを始めたときは体重70・7キロ。それが、9カ月で55・2キロと15キロの減量に成功したのです。

体脂肪も30・1%から20・3%に、3分の2に減りました。この奇跡の大変身は、むろん、インストラクターについて行なった4度のファスティングの成果です。

そして、それまで悩んでいた潰瘍性大腸炎も、花粉症、偏頭痛、肩凝りも、ウソのように消え失せました。ご主人も、大喜びで、ラブラブの日々だそうです。

外を歩いていても、いつも声をかけられるほどモテモテとは微笑ましい。

20歳は若返り、持病もすべて消え失せた、その秘密をたずねてみました。

まわりも「若返った！」とビックリ

――もっとも、おどろいたのは、あなたのビフォー、アフターの写真です。すごい成果だ。日本中の女性が、この写真を見たらすごいことになるよ。どう見ても、あなたは20歳以上、若返っている。

永井　アハハハ……そうですか（笑）。わたし、いま38歳ですよ。

――それを聞いて、ビックリした。どうみても18歳ですよ。

永井 いや……（笑）ありがとうございます。

——あなた、もともと美人でかわいいのが、さらに、ほんとうにかわいくなっているね。モデルか女優さんみたい。

永井 ないです。ないです。それは、ファスティング指導してくださった安西浩子さんのおかげです。（参照61ページ）ほんとうにチャレンジして、よくなりました。

——まわりのみんなからも「若返った！」と、言われたでしょう？

永井 すごく言われました。なんか、みんなビックリ。とくに、ひさしぶりに会ったひとに、「エエーッ！杏奈ちゃん、別人だ！」って、おどろかれますね。

——あなたは、なんでファスティングを始めたの？ インストラクターの安西さんに会ったのがきっかけ？

永井 そうですね。15年前に中国から留学で来たのですが、やっぱり日本に来て生活をしていると、ストレスがどんどん、たまっていって、体重はあっというまに増えました。

大腸炎、花粉症、偏頭痛が消えた！

——言葉とか、文化のちがいとか、いろいろあったんだ。

永井 やっぱり、勉強のストレスと、生活上、慣れない部分とか、いろいろ気苦労があって、1年前までは70キロもありました。それより前は、なんと72キロまで太っていたんですよ。

——しかし、それから17キロも減量して、体脂肪も3分の2！ すごいね。もう、まったく別人だね。

永井 ありがとうございます。ハイ。今も55キロですよ。ずっとキープしてます。ダイエット目的でファスティングを始めたのが1年前。酵素飲料をとりながらやる「酵素ファスティング」です。オマケで、18年間悩んでいた慢性腸炎も完治しました。あと、大好きなアイスを食べても、いまは全然、下痢（げり）をしません。以前はミネラルウォーターや浄水した水を飲んでも下痢してたんですが……。

それ以外にも悩みの病気はありました。

ひどい症状の出る花粉症と偏頭痛。この2つには、すごく悩みました。

だけど、この1年間は、全然、症状が出てませんでした。

7日間断食に4回チャレンジ

——1日1食を基本にして、ファスティングは何回やったの？

永井　7日断食に4回チャレンジしました。それ以来、船瀬先生の本も拝読して、いまは、1日1食です。ほんとうに調子がいい。

やせるだけじゃなく、健康になるのが素晴らしいですね。主人と外歩いていると「新婚さんですか？」と言われたことがあります。超うれしいです（笑）。

主人とは14年の付き合いですが、今のわたしがいちばん魅力的なはずです。主人に愛されているという実感もあって、毎日ラブラブですよ（笑）。

ファスティングすると夫婦関係もすごくよくなりますから、おすすめしたいですね。

——お子さんは、いらっしゃるの？

永井　まだです。これからです。もっとファスティングをして、からだの大掃除をし、今よりももっとからだをよくして、健康になってから子どもを産みたいです。

——いいお子さんに恵まれると思いますよ。からだがクリーンになっているからね。1人といわず、3人、4人とがんばって、つくってくださいね。

永井　ハイッ！　信じています。ありがとうございます。がんばります！　ファスティングとか、健康になる方法に出合うことは、すごく幸せですね。ラッキーです。本当に感謝しています。この幸福感を世のなかの女性に伝えたいと思っています。

（拙著『超少食で女は20歳若返る』光文社より要約）

30歳と思ったら、47歳と聞いてびっくり
――おどろきの体験談②　47歳　女性

安西浩子（あんざいひろこ）さん（身長168センチ、体重52キロ）。年の頃は30と思える若くて美しい方です。今回の取材で、その年齢を聞いて、「エーッ!?」と叫んでしまった。なんと47歳！　まったく、そうは見えない。驚きました。

ご本人も「みなさん、30歳くらいに見てくださるんです」と若々しい弾んだ声。お仕事はファスティング・インストラクター。スラリと若々しい姿勢と、身のこなし。まさに少食が若さを保つ〝奇跡〟をはっきり証明しているのです。

クスリ漬けの人生でボロボロに

安西　ファスティングを知ったのは去年なんです。

私、10代から20代にかけて、身体がすごく悪かったんです。３歳のときの喘息（ぜんそく）がきっかけで、ずっとクスリ漬（づ）けの人生が始まっちゃった。

20代になるまでに、医療費はたぶん１０００万円近くかかったはずです。とにかくクスリ漬けの人生だったんです。

小学生のときから、むし歯はひどかったし、しもやけもひどかった。高校生で花粉症になって、水虫になって、20代前半で歯槽膿漏（しそうのうろう）になって、もう、私、恋愛どころじゃなかった（笑）。


――今はお元気に見えるのに。

安西　29歳のとき、心筋梗塞（しんきんこうそく）みたいに心臓がキュッとなって、しゃがみこんだくらい。

人生80年といわれているけど、私はもうその時点でボロボロでした。

でも、自分でいろいろ調べていくうちに、なんでそうなったのか、だんだんわかってきた。やっぱり、クスリの飲み過ぎで腸内細菌とかが死んでいたんでしょうね。牛乳もすごい飲んでいましたから。

29歳でしゃがみこんだとき、涙がボロボロ出てきて、「なんで私、こんなになっちゃうの？」と悲しかった。

ご飯とお味噌汁の毎日に変えた

安西 自分で調べながら、食改善もしました。

パンをやめて、ご飯に。お味噌汁を毎日飲む。日本食に代える。きちんと真面目にやりました。

そしたら、ドンドンよくなって、ぎゃくに若返っちゃったんですね。


――食事は、3食、それでいただいた？

安西 そうですね。だから、毎日ものすごい高ビタミン、高ミネラルの食事に変えていったんです。アロエベラを普及されている高沼道子（たかぬまみちこ）先生と出会って、「7年で身体は1回転して生まれ変わるよ」と教わりました。

「今の安西さんの状態は7年前の食べ物でできている。だから、これから7年後、元気でいたかったら、食事を変えなさい」と教えてもらった。

今から15年以上前ですね。私が29歳ぐらいのときに、最新のアメリカの栄養学を教えてくれたのです。

当時から、牛乳はダメだというのを教えてくれました。


――いい人に出会ったね。あなたの師匠だな。

安西　そういう生活をしているうちに、頭がスッキリ冴（さ）えて、勉強ができるようになって気象予報士の試験に受かったんです（笑）。

――あんなにむずかしい試験によく通ったね。


安西　それまで、勉強なんかできなかったのに、すっごい頭の回転が上がっちゃって、暗記ができるようになった。34歳で気象予報士に受かりました。

その後、1、2年前にたまたまビオライズという会社のファスティング指導者・田中園子さんと出会い、彼女から「酵素とは何か？」を教えてもらった。

食事を1日3食ではなくて、少なくするほうがいいとか勉強しました。

それでファスティングというのを、ぜひやってみようと思って、この1年で3回やりました。

断食3回で、また若返った!

——それはどのぐらいの長さを?

安西 3日間の断食を3カ月ごとに2回。そして、1週間断食を最後に1回やりました。

——すると、また若返っちゃったわけだ。

安西 若返りましたねぇ。私、子宮筋腫(きんしゅ)があって、出血してたんですけど、1週間断食の5日目にピタッと止まってびっくり。

——しかし、みんなもびっくりするでしょう。あなたの本当の年齢を聞いたら……。

安西 エエ……そうですね。私は、食改善で人生まさに変わりました。ファスティングを普及したいなぁ、と思ってがんばっています。

65歳、大腿骨骨折をファスティングで完治！

――おどろきの体験談③　65歳　女性

65歳なのに肌もきれいで50～55歳に見られる。

寺田純子さんも、ファスティング・インストラクター。さらにマクロビオティック料理の師範。若々しくハリがある声の女性です。

2年前、大腿骨骨折の大怪我をファスティングで急速に完治させ、3カ月以内に通院。その驚異の回復力で担当医を驚かせました。

同年輩の男女があまりに老け込んでいることにあきれ果てています。

彼女は好奇心と正義感も旺盛で「150歳まで生きます！」と声も弾みます。

ガンで苦しみ死んだ上司を見て……

――ファスティングに目覚めたきっかけは？

寺田　上司がガンになったことですね。そのときは私も西洋医学しか知らなかった。

病院に入院させたけど、苦しんで死んでいった。それを見て、いずれ自分もそうなっちゃうんじゃないかな、と思ったのです。
そして、その当時、マクロビオティックという言葉に出合ったのをきっかけに、それから勉強して、師範免許を取りました。その後、それを人に普及しようとがんばっています。
でもみんな、良いのはわかるけど、じっさいにはやってくれない。なかなかむずかしいですね（笑）。

——ご自身は現在も1日1食ですか？

寺田 そうです。日常生活では、だいたい1日1食ですね。3度はまず食べません。ファスティングをやり始めて、もう7年くらい。日常生活で暴飲暴食は絶対にしなくなりましたね。

まわりから、若く見られて疲れない

——反響はどうですか？　1日1食で若返ったとか？

寺田 本当の年齢は65歳と言うと、みんなびっくりされます。

あと疲れないですね。ぜんっぜん！　疲れない。

――実年齢を言ったら、みんなびっくりするでしょう？

寺田　みんな、「ヘェーッ！」と言う。私、見た目がやせてますでしょ。

１５９センチで46キロです。65歳で46キロというと、ガリガリのおばあちゃんを想像するわけですよ。歳をとって細いと体力は大丈夫かって、みんな心配するけど、私はいつも元気ですからね。

――なるほど、１日１食で、身体は軽くて、サッサと動く？

寺田　バスが来ても乗らずにどんどん歩いてしまいますね。

それから、やりたいことをやる。船瀬さんの講演会にも毎月行かせてもらってます。本当に「この世の中を変えていかなければならない」という気力が湧いてきますね。

一番の喜びは落ち込まないこと

――こちらもはげみになります。

それで、ファスティングで悩みの種の持病が消えた、とかありますか？　悪い体質が良くなったとか、悩んでいたことがスッキリ治ったとか？

寺田 そもそも持病とかはないんです。便秘もないですし、白髪(しらが)もない。みなさん白髪で悩んで染めているけど、私は染めてない。

――私と同じだ。

寺田 それと、朝の目覚めもいい。一番喜びたいのは「落ち込まない」ことですね。

――ああ、1日1食の人は、みんな「悩まない」「落ち込まない」と言います。

寺田 そうですか。不思議と落ち込まないですね。それにイヤなことがあっても、イヤだと思わなくなります、本当に。

――あと、腹があんまり立たなくなる？

寺田 そうです！　医者には腹が立つけど(笑)。

――イライラしなくなるでしょう。不思議だね。

寺田 しなくなりますね。そして、探究心がすごく増しますね。「世の中の真理というのは、何だろう？」ということはよく考えます。

――好奇心とか知識欲も湧いてくるでしょう？

寺田 ハイ。すごく湧いてきます。

――まわりの同年輩の方たちと比べてどうですか？　同窓会なんかで会うでしょう。古い友達に……。

寺田　ハイ。全然ちがいます。男性も女性も全然、ちがう。
私、本当にバカなんですけど、同窓会でひとに会ったとき、「いくつになった？」って聞いてしまう。
みんな、老けてトシとっているのに驚きますよ。
頭ではわかっているけど、見た目があまりにも老けているので……。

――とくに男性は……。

寺田　ジイさんです！　そうです。そしてみなさん、太ってらっしゃる。

――みんな、けっこう病気持ちで、クスリを飲んだりしている？

寺田　高血圧とか、糖尿病とか、リウマチとか、そんなののオンパレードで、みなさんクスリもらって飲んでる。

――みんな飲んでいるから、不思議と思わないんだ。

寺田　思わない。そして、私に「そんなにやせているんじゃ体力ないだろうから気をつけな」なんて言う。「何言ってんの！」と、ケンカになります。

——太っているほうが、体力があると思い込んでいるわけだ。

寺田 そうそう（笑）。考え方とか生き方がまったくちがいます。

大腿骨骨折を1日1食で完治

寺田 私、2年前に転んで大腿骨を折る大怪我（けが）をしたんです。

そのとき入院して、栄養士さんに「私、牛乳飲みません」と言ったの。そしたら、「じゃあ、ヨーグルトにしますか？」と言うので、「ヨーグルトも食べません！」と返した。

「ご飯も半分にして、1日1食でいいです」と言ったら、「それじゃ、治りませんよ！」ってものすごく怒られました。

それでその栄養士さんにいろんな書籍を見せて、「乳製品が悪いという本が出てるんです。お読みになりましたか？」と言ったら、「勝手にしなさいッ！」（笑）。

私、だから3カ月で病院から出てきました。退院するときに、先生から「こんな人、快挙だ！」と言われました。

大腿骨骨折なのに、3カ月以内に歩いて病院を出たのはすごいことらしいです。

――大腿骨は一番大事な骨ですからね。よく、そんなに早く治ったね。

寺田　老人が大腿骨を折ると、そのまま寝たきりになって、命にかかわりますよね。私、リハビリはちゃんとやっていて、理学療法士の先生が、「なんで、こんなに早く治るんですか？」ときくから、「食べないからですよ」と答えました。ファスティングを実践していると、そっちのほうが回復しているという実感があります。実際に予定より早く病院を出ましたからね。

元気に１５０歳まで生きます！

――あと、美容とか、お肌の健康とか、ほかに変化があったことは？

寺田　「肌がきれいですね」とよく言われます。だから化粧品なんて、たいしたもの使わないです。

――私も、肌すべすべしていますね、とよく言われます。ファスティングのデトックス効果が肌に現れるんですね。

寺田　そうですね。肌はもうシワにもならないです。みなさんが言ってくれます。

――寺田さんはお子さんがいますか？

寺田　3人います。長女が35歳で妊娠してます。彼女にも少なく食べるように指導しています。「言われたとおりに食べることないよ」って。

――ほかの同年輩の方々には、どうアドバイスしてあげたいですか?

寺田　〝常識〟にとらわれてはいけない。60、70歳なら完全に年寄りで、80、90歳なら十分長生きしたから「もうすぐ死ぬ」と思っちゃう。

だけど「150歳まで生きられる」ともいうじゃないですか。もう一度、命というものを大事にしてほしいと思いますね。夢も追いかけられるし。当然、見かけもちがってきます。私は150歳まで生きますから(笑)。

70代でも1日1食で元気いっぱい!

――おどろきの体験談④　71歳　男性

「ほとんど食べずに生きるひと」の生活

柴田年彦さんは、超少食の実験当時71歳。

現在も、午前中に一度、食事をするだけの1日1食生活を実践しています。

彼は1年間にわたって1日にわずか５００キロカロリー程度の食事だけで生活した記録を、２００８年に『ほとんど食べずに生きる人』（安保徹監修）にまとめています。

これこそまさに、超少食〝人体実験〟記録なのです。

食事の中身は、玄米ごはん、漬物、煮付けなどです。

彼は７人兄弟の６番目。10歳のときに結核性脳膜炎を患い、生死の境をさまよいます。そのとき投与された抗生物質ストレプトマイシンで難聴に。養生生活のため満足に学校にも行けず、自然の中で動植物などを夢中で観察する少年でした。

その後、東京農業大学に進学。学究の道を志すが、兄に「世間常識がない」と言われ発奮、まったく畑ちがいの写真植字に身を投じる。その後の波乱万丈の人生を経て、いまだ元気いっぱいです。

「超低カロリー食は、確実に私の何かを変えた」とその体験を語ってくれました。

天命求め職を転々とする

――現在の身長と体重は？

柴田 今は、173センチで64キロです。500キロカロリーで生活した超少食実験の最後には52キロ程度まで落ちましたが、その後、少しずつ増えて、今の体重に落ち着いていています。

――学生時代は100キロ以上ある猛者(もさ)だったそうですね。

柴田 もっとも多いときは学生時代の104キロですね。でも、大学を卒業してから、文字通り「食えない」時代があり、栄養失調になるくらいまでやせました。その当時で53キロです。その後、印刷関係で画期的技術を発明し、とても儲かった。さらに次は、生命保険の営業マンに転身しました。

――なんでせっかく成功したのにやめちゃうのですか？

柴田 子どものころ、病気で死にかけたから、天命を求めたんだね。生命保険の営業でも〝優績者〟で長者番付にも載りました。

経済的にはとても満たされたわけですけど、精神的にはまったく満足できなかった。だから、これもやめちゃった。

――もったいない……。

柴田　自然界では、飢えなどの不足を補い克服してきた結果として進化があります。私もそうした能力を引き出すためにこの少食実験を開始しました。動物が持っている能力を引き出せば、私も自分の天命を知れる気がしたのです。

――「青汁」だけで20年生きている有名な森美智代さんなど、超少食の実践者の中には超能力が開花したと語る人もいます。これも少食の〝効能〟の１つといえるのかもしれませんね。

断食生活で起こった好転反応とは⁉

――では、１年間の少食実験の内容を教えてください。

柴田　これは半断食といえるものです。
最初78・８キロですから、太り気味の状態でスタートしました。
私の場合は少食をスタートして、１カ月目は貧血症状、２カ月目は１日中眠くなってしまった。３カ月目は不安感が出るようになって、４カ月目は皮フ症状……。そのあいだも寒がりになってしまって、秋口には寒さが骨身に沁みるようになりました。

「ああ、このまま行ったら冬はどうなるのか？」と不安に思っていたのですが、５カ月経ったころから体質改善が始まりました。

柴田――身体にたまっていた毒素が排出されている「好転反応」ですね。

ええ、そう思います。５カ月目の体質改善はまず皮フから始まって、季節の変わり目に必ず出ていたアレルギー性鼻炎の症状もまったく出なかった。

驚いたことに、９カ月目には歯周病まで治りました。

10カ月目には睡眠時間が短くなったことを実感。特別な運動をしたわけではないのに柔軟性が出てきた。

さらに心もしなやかになってきました。

こうしたことが次々に起こるわけですから、毎日が楽しくなるのです。

柴田――人生に前向きになるという話は１日１食体験者の方からよく聞きます。

船瀬さんも著書に書いていますが、白髪が減って、髪の毛が全体的に黒くなってきました。久しぶりに床屋に行ったら、「黒くなりましたね」と驚かれました。家内も気づいて、「なんで？」なんて言っていましたよ。
一番重要なのは身体が感じる爽快感とか体調の良さがバツグンなところです。身体と心がうまく調和して機能しているという実感もありました。

――71歳、現在の生活は？

柴田　午前3時半には起きます。1食は、午前11時半頃ですね。食べているのは玄米七分つきご飯、味噌汁、切干し大根やひじきの漬物などです。
あとは水か大好きなコーヒーを飲むくらいで、基本的に何も食べません。
といっても食べないことにこだわっているわけでもありません。

動物に戻れ、そして楽しめ

――中高年の方の中には1日1食を始めようか迷っている人も多いようです。

柴田　まず、観念的にやっちゃいけません。
あれこれ頭で考えるのではなく、感性で感じることが重要ですね。観念より感性です！

動物に戻ったほうがいい。動物は何も考えてない。直感で生きている。自然な生き物として生きるのです。生命は本来、シンプルです。
まず1日1食を始めてみて体感してみればきっとそのことが感じられるはずです。

——なるほど。シニア世代へのメッセージは？

柴田　「生きよ」とは、まず「逝きよ」です。
「死」を想え。するとおのずと「生」が見えてくるのです。

——死生一如。哲学的、宗教的ですねぇ！　自分の内なる声を聴け。それは、宇宙の声ですね。

柴田　そのとおりです。「計らい」というのは、自ら為すものではない。
禅の世界でも「悟りたい」と思っている人は永遠に悟れない……。
生じるものです。それが天命です。
わかりやすく言えば、「正しいことをやるな。楽しいことをやれ！」ということになりますかね。

——1日1食もまず「楽しむ」ことですね。「断食」について、どう思います？

柴田　断食は、「気づき」と「学び」のきっかけになります。

断食をきっかけとして、みずからの生命に気づき、生き方を学ぶのです。

――「少食」は性能力が抜群に強くなります。しかし、その先の「不食」はセックスも超越するといいます。

柴田　たしかに少食を実行していると精力が強くなるのはまちがいありませんね。「少食」の先の「不食」はその道を選ぶかどうか、その人自身の選択の問題だと思います。

観念でなく感性の冴えで生きてきた柴田さんは今、築いた財産も経歴も投げ捨てて生きています。

ちなみに、イトーヨーカドー、ルミネ、日本交通などのブランディングに携わり、「ガイアの夜明け」などでも特集される話題のブランドプロデューサー・柴田陽子さんは、柴田さんの娘さん。

感性の冴えが世代を超えて受けつがれているのでしょう。

完全不食で難病・潰瘍性大腸炎が消えた！

――おどろきの体験談⑤　52歳　男性

米澤浩さん（52歳）は、整体師。一般社団法人「らせん会」の代表理事。

この会は、新しい整体療法を広めている団体です。私の講演会に参加してくれ、その懇親会の席で彼から衝撃の話を聞きました。

「ぼくは、1年間、不食で何も食べなかったんです」

笑顔でサラリと言ってのけたことにびっくり。何も食べずに1年も過ごしたわりに、ゆったり自然体。当たり前のようにふつうにしていらっしゃる。

私はあらためて取材を申し込みました。

『人は食べなくても生きられる』で目覚める

――不食で1年過ごしたそうですね。始めたきっかけは？

米澤　ちょうど10年前、ぼく、潰瘍性大腸炎をやったのです。整体師の看板を掲げる前です。

劇症で緊急入院して、医者から「治らない」と言われた。そこで民間病院から医大に転院し、一度入院し、いったん症状が治まり「寛解（かんかい）」になって退院しました。

その後また再発したので勤めていた会社を辞めて、治療に専念しました。

そこから、もろもろあって整体の仕事を始めたのですが、潰瘍性大腸炎の症状はなかなか止まらない。

そのうち、クスリを飲んでいても仕事中にヒザも痛くなる、股関節も痛くなる。

クスリの副作用で非常に痛いんです。

これはマズイと思っていたとき、山田鷹夫（やまだたかお）さんの『人は食べなくても生きられる（不食）』（三五館）に出合った。

その中に「不食なんか突然始めても、死ぬもんじゃない」と書いていた。そんなもんなのかな？　と思っていました。

たしかに、２日、３日食べなくても病院でも死にはしなかったですし……。

どんな病気も症状を出しきれば治る

米澤　その後も治療は続けながら、野口整体の本も読んでいました。野口さんの本に「結核は、なぜ起こるか？」とあって、吐血についての記述があった。

「吐血は、明治時代に入ってからは水道の流し台にするようになった。すると真っ赤に見える。江戸時代より、はるかに重症に感じる。患者も『もう……ダメだ』と感じる。そのことが、けっきょく、結核の死亡原因のトップだろう」と書いてありました。

――つまり死因は精神的なものだということ？

米澤　ハイ。野口さんは、「身体の血というのは、不要な血は出る。しかし、必要な血は絶対に出ない」と言う。

「身体の反応も治るためのもので、身体を壊すために起きるものは一切ない」と書かれてありました。

要は「生存というものが前提にある以上、生存を維持するために起きる」。

――命が生き残ろうとするためにね。

米澤 だから、「どんな病気でも出ている症状を出しきってしまえば治る」というわけです。だったら、「俺も不食してみてはどうか？」と思っちゃった。

山田鷹夫さんも「食べなくて死ぬ原因とは、『食べられなかったらどうしよう！』という恐怖によるものだ」と書いていました。

「食べるの、やーめた！」

米澤 それから書籍を探して、甲田光雄さんとか、1日青汁1杯の森美智代さんのことも知った。

ああ……なんだ、食べなくてもみんな生きてるじゃん！ それで「この人たち、絶対、特別じゃないんだな」と思った。そこのスイッチを入れるか、入れないかだけの違いだなと。

それで「食べるの、やーめた」と決めた。

病気になって1年経ったころ、そこから食べなくなった。

すると潰瘍性大腸炎の出血も止まった。

痛くなっても、寒くなっても、少し温めれば治る。そのうち、なんか元気になってきました。

——それで不食を続けた？　苦労もあったでしょ。

米澤　お客さんのところに行くと、何か出される。食べないわけにはいかない。そこで、口の中に入れて、外に出して吐き出していました（笑）。入れたのは水とか飲み物だけ。それで1年間経ちました。潰瘍性大腸炎を発病したときには88キロぐらいあった体重が71キロくらいまで減った。だけど71キロを限度に、それ以上やせなくなった。やせるために食べなかったんじゃないけど、「食べなくてもやせないんだ」と気づきました。

——甲田光雄医師が発見した〝甲田カーブ〟という現象で、少食、不食で体重が一時的に減ってもそのまま減りつづけることはない。どこかで理想体重に落ち着くんですね。

米澤　そのときは筋肉トレーニングもしていました。脂肪は落ちても筋肉は落ちませんでした。

こうして、ちょうど1年間、不食をした。そして、その後も1日1食、食べるか、食べないか、くらいです。

――それは完全不食だったの？

米澤　完全不食です。1年間、せいぜいお水、お茶、コーヒーくらいです。
結果からいうと、ぼく、潰瘍性大腸炎の「難病カード」も今はもう持ってない。

――潰瘍性大腸炎は完全に消えたの？

米澤　消えましたね。痛みは3カ月くらいでほとんどなくなりました。しぶり腹とかは、ちょっとあった。
ただ、不食を始めて1カ月もしないうちにそれも気にならなくなった。

――まわりの反応はどうでした？　びっくりしてたでしょう、食べないんだから。

米澤　うちのカミさん、「あなたバカじゃないの！」と言ってました（笑）。

――今は52歳ですね。「若返った！」とか「身体が締まった」とか、ひとから何か言われます？

米澤　まず、同窓会などに行ったら、同級生には見られないですね。
見た目で50代に見られることは一切ないです。実際より若く見られます。

やっぱり、女の子とエッチ関係することもあるじゃないですか（笑）。その女の子は、僕のことを50代とは絶対に思わないみたい。37、38歳くらいかな、というのがだいたい平均的な意見ですね。老けて見られても、40代前半ですね。

――素晴らしい！ で、アッチのほうも強くなっちゃった？

米澤 ん、まあ……そうですね。元気ですね。朝もビンビン、ふつうに元気ですよ。前の日してなければ（笑）。
〝角度〟も、今、10代とか20代レベルを保っています。
だから、変な悩みなんてないんですよ（笑）。

体調万全！ 同窓会では「宇宙人」あつかい

――おどろきの体験談⑥ 64歳 男性

千葉泰宜（ちばやすのり）氏は取材当時64歳、私と同じ歳です。彼の信条は環境と生命にやさしく生きる「ロハス・ライフ」。顔つき、目つきも若々しい。

また、彼はアウトドア実践家として熱気球ライセンスを所有するなど、北海道では有名人。ファスティング指導で著名な山田豊文氏の1級コースを受講して指導士の資格を取得。彼の人生の目標を聞いてびっくり。なんと大還暦１２０歳を目指すという。だから、毎朝、ヨガを1時間かけて行なうヘルシーライフを実践しているのです。

64歳、同窓生は病人だらけ

――千葉さんは64歳ですが、同窓会などに行ったら、みんな老けているでしょう？

千葉　もう、私とは別世界ですね（苦笑）。健康管理をキチッとして、体調の良い状態で生活しようとする人がきわめて少ないですね。これは男性だけじゃなくて女性もそうです。船瀬さんのおっしゃるように「医者は信用できない」「クスリは身体を壊す」といくら説明しても、もうみんなクスリに頼るんですね。クスリを飲んでいない同年輩は、まず皆無です。

――クスリを飲まないのは、千葉さんぐらいだ。まるで宇宙人を見るような目で見るでしょう？

千葉　そうそう（笑）。ぼくなんか、まったくクスリなし。だから、みんなあきれちゃって、あまり相手にされない。同窓会なんかだと、「オレはココが悪くて、コレ飲んでいる」なんて話が大半。そこで「五体満足、どこも悪くない！」と言うもんだから、逆に寂しい思いをしちゃう（苦笑）。

――しかし、60歳をちょっと過ぎたくらいなのに、私のまわりも、身体は老けて、髪は真っ白だし、みんな覇気のないジイさんになっちゃった。

千葉　みんな血糖値とか尿酸値とか、そんな話題しか出てこない。いろんな数値出して自慢して、それでどんなクスリを飲んでいるとか……。

――これは、恐ろしい話だなあ……。

千葉　65歳以上で認知症が日本では4人に1人だという統計を知って驚きました。その世代の人口割合で25％なんですよ。

――今後も高齢化が進み、その数値は、どんどん悪くなるよね。

アウトドアの達人で大人気

――千葉さんがファスティングを始めたきっかけは？

千葉　４年前ですね。還暦を過ぎた時には体重が92、93キロまでいっちゃって、それがきっかけですね。ニセコ在住ですごく環境の良いところで生活しているけど、50歩も歩くと息切れする。これは絶対に病気になると自分でも思いました。

――お仕事は？　代表取締役ですね。

千葉　不動産などいろいろやっております。

一時は、たぶん日本で一番のアウトドアの会社もやってました。

ですから、熱気球から乗馬まで、ライセンスをなんでも持っていますよ。

――これからの目標は？

千葉　私は輪廻転生は信じてないので、人生1回こっきりだと思っています。

それで大還暦があることがあるときわかった。

――「大還暦」って、なんですか？

千葉　エッ、ごぞんじないですか？

――知らない。

千葉　還暦は2回あるんです。1回目が60歳で、大還暦とは１２０歳のことです。

私はそれを目標に生きているわけです。

——痛快だなぁ！　今回取材した女性でも150歳を目標にしているという方がいました。私もみならおう！

千葉　120歳まで生きようと思ったら、全部変えなきゃダメなんです。私は、自分の身体とか、生き方に対する発想を全部変えている。ですから、私は船瀬さんと同じ歳ですけど、自分では60歳で生まれ、今4歳だと思ってます。
ぜひ一緒に120歳に挑戦しましょう（大笑）。

少食するほどオトコは強まる

——もうお孫さんもいらっしゃるようですが、見かけはじつに若いですね。

千葉　なんとか妻と別れて、もう1回、結婚したいと思っています（大笑）。

——異議なし！（笑）アッチはファスティングでパワーアップしましたか？

千葉　少食にするほど、アッチは元気になりますね。

——ぶっちゃけた話、恋人とか？　毎朝、元気に反応があるとか？

千葉　アッハハハ……。毎朝、アレの反応はありますね。

４年前、ファスティングを始めてから、肉は全部やめたんです。今は半断食で1日2食ですね。それで徹底してヨガをやっている。柔らかくて、強い筋肉をつくる。この間も、山田豊文先生の「分子整合医学美容食育協会」で、ファスティング指導士1級の資格をとりました。

毎朝元気で睡眠は短い

——ファスティングすると、睡眠時間が短くなるでしょう？

千葉　だいたい今は5、6時間ですね。そして、夜10時には寝ます。目標は大還暦で、こういう言葉があるということは、要するに中国の文化も「人間は１２０歳まで生きる」ということを何千年も前に見こしていた、ということですね。

——５０００年の歴史だ……。

千葉　ぼくも、それはびっくりしました。中国は、たいしたもんだなぁと。今、いろんな科学者が、「人間の寿命は１２０歳までだ」と言っている。それを何千年も前に見こして大還暦までつくっているのは、まあ驚きですよね。

——私は、アメリカの著名な治療師（ヒーラー）であるケン・コバヤシに手相を見てもらって、「104歳までは生きる」と言われたけど、もっと先に延ばす必要があるなあ。

千葉　120歳にしましょうよ。

直感が冴え、2週間ぶっとおしでも疲れない

他にもファスティングを実行して効果の出た人は数えきれないほどいます。

石川雄志（いしかわゆうじ）さん（53歳）は、会社社長。ファスティングを始めたのは、私との出会いがきっかけ。以来8カ月、1日1食ライフ。現在は、身長177センチ、体重68キロ。

彼は、その空腹感こそ至福感と絶賛する。

直感力が冴え、六感が研ぎ澄まされる。さらに、否定的な思いが出てこない。じっと静観できる。人の話を聴ける。高僧のような達観の境地です。

そして、2週間、休みなしで働いても、まったく疲れない！

まさに1日1食主義で、心身ともに絶好調。取材中も、彼は「1日1食は、素晴らし

い」と、その効用を絶賛していました。

「若返った！」「肌がきれい！」と周囲もびっくり

三浦竜介（みうらりょうすけ）さんは43歳。私の講演をきっかけに、1日1食を一念発起してスタート。

それから半年、自らが社長を務める新宿西口の本社で、目の前に現れたスーツ姿にびっくり。最初はご本人とは気づかなかった。

顔が似ているので、弟さんが現れたとばかり思った。

ご当人だと知って思わず「20歳、若返った？」と口走ってしまった。

その後、休日に4人のお子さんを連れて、講演会にも参加してくださった。

11月だというのに、白いTシャツ1枚。ジムで毎朝鍛えている上半身の分厚い筋肉はみごと。

1日1食で体重は10キロ減らしたそう（現在は身長179センチ、体重74キロ）。

しかし発達した筋肉はまったく落ちていない。極太の二の腕がすごい。

三浦さんも、やはり久しぶりに会ったひとが例外なく「若返った！」「肌がきれいになった！」と賛嘆するそうです。

第３章

だれでもすぐ成功！
１日１食・
ファスティング

ハッピーな気持ちで、気楽にファスティング！

「空腹を楽しむ」これが基本

体験者の方々の声をお聞きいただいたとおり、ファスティングを開始するのに年齢は関係ありません。

ただし、中高年の方のばあい、若いころに比べて、体力、代謝などは落ちています。そのあたりをわきまえてチャレンジしましょう。

キーワードは「気楽に、無理せず」です。

ファスティング（少量・断食・1日1食）にも、いろいろなランクがあります。

山登りと同じで、急に最高峰を目指しても失敗するでしょう。

また、準備もなしのチャレンジは危険でもあります。

だから、ゆっくりじっくり、初心者レベルから一歩一歩、楽しみながらやっていきましょう。

ファスティングでもっとも大切なのは、この「楽しむ」ことなのです。

私のヨガの師匠ともいえる沖正弘（おきまさひろ）導師は「空腹を楽しめ」と、その本質を喝破（かっぱ）しておられます。

「拒食症と1日1食とは、どう違うのでしょうか？」

1人の母親から便りが寄せられました。

食事を受けつけない娘さんを持つ親の悩みが伝わってきます。

この疑問も、その根本にある心の問題がわかると氷解します。

拒食はなんらかの原因で心が抑圧され、その結果として食べられなくなるのです。

つまり、アンハッピーで「食べられない」のです。

ファスティングはその反対に、心が楽しみながら、「食べない」という行為を積極的に行なっているのです。

つまり、ファスティングはハッピーな気持ちで「食べない」のです。

その心身にもたらす影響はまったくぎゃくです。

だから、拒食はアドレナリンなど不快ホルモンをもたらし、断食はエンドルフィンなど快楽ホルモンをもたらします。

心の持ち方で、心身の具合は180度異なるのです。

楽しむことの重要性を、ぜひご理解ください。

ファスティングにあたって、5つの注意点

さて、ファスティングをスタートするにあたって、途中で挫折しないために、心に留めておきたいいくつかの注意点をまとめておきます。

(1) 幸福感

ファスティングを成功させるには、一にも二にも「幸福感」が大切です。

つまり「空腹感」を「幸福感」として感じることが、もっとも大切になるのです。

だから、不安感、恐怖感を覚えた状態でファスティングを始めてはいけません。

また、途中で不安や恐怖を感じたら、その時点で一時中止にして心身をゆっくり休ませます。

「幸福感」をキープするポイントは、「このとき、長寿遺伝子がオンになって、若返りスイッチが入った」ことをイメージすることです。

「腹が減るほど若返る！」

こうイメージできれば、ニヤニヤ笑いがわいて嬉しくなります。

(2) 好転反応

2番目に大切なのは好転反応を事前に知っておくことです。

これはファスティングによるカロリー制限で起こる排毒現象です。

細胞や組織にたまっていた毒素（体毒）が血液中に排出されることで起こります。

それは、体外に排毒されるための過程で、だいたい本格断食だと2〜3日目くらいから症状が現れることがあります。個人差があり、暴飲暴食で体毒の蓄積が多いほど、好転反応も強くなるようです。

具体的には頭痛、めまい、吐き気、発疹（はっしん）など……さまざまです。

これら排毒で体液は一時的にアシドーシス（酸性体質）になります。だから、不快感があるのです。

しかし、これも排毒が進むので4〜5日目くらいからおさまります。

水しかとらない完全断食ほど、好転反応も強くなります。

ファスティング療法の権威である鶴見隆史医師や山田豊文氏がともに、酵素やミネラル補給を行ないながらのマイルドな半断食を勧めているのも、好転反応や空腹感のつらさを和らげるためなのです。

(3) 復食の注意

「断食事故は復食のときに起こる」――これは断食指導者の自戒です。

とくに完全断食を終えて、重湯(おもゆ)を口にすると急激に食欲がわいてきます。

しかし、断食後の大食いは危険です。断食で完全休養していた胃腸に急に大量の食物を入れると腸閉塞(へいそく)などの事故を起こしかねません。

7日以上の本格断食には、絶対に指導者が必要というのも、そういう理由からです。

「復食期間は断食期間の2倍」とは昔から言われてきました。

それだけ、慎重に復食すべきなのです。個人でやるときも、介添人が注意を払うことを勧めます。

⑷ 持病がある

「持病があるけど、ファスティングやって、大丈夫ですか」

そう聞いて来るひとがいます。持病を治すためにファスティングするのです。

病気の最大原因は、全身の各所にたまった体毒です。それを排出して、クリーンな身体にする。それが断食の最終目的です。

ただし、持病があるひとは、健康体のひとにくらべて、より慎重さが求められます。

健康体のひとの2～3倍の時間をかけてゆっくりやっていきましょう。

それでも心配な方は、ファスティングに理解のある医師の指導で行なうのがよいかもしれません。

⑸ クスリを飲んでいる

ファスティングは脱薬療法でもあります。

クスリを飲んでいるひとは、体毒に加えて、薬毒を毎日身体に入れているのです。

医者は「死ぬまで飲め」と言います。死ぬまで病気が治らないのは、医者は百も承知です。ただし、クスリを急に止めるとリバウンド（反転症状）が出る恐れがあります。目安として週に半分ずつ減らしていくことをお勧めします（第6章を参照）。

この（1）～（5）の注意点を守れば、あとは万病を治す妙法・ファスティングの素晴らしい奇跡の恩恵があなたを待つばかりです。

ステップを踏んで、着実に

それでは以下、具体的なステップです。

▼半日断食

朝食抜き。つまり1日2食にする。プチ断食ともいいます。

これでもムリとあきらめるひともいます。

そんな方にはヒミツの〝朝ごはん〟があります。

それは、1日1食主義の私が口にしている〝朝ごはん〟です。

番茶と梅干しです。朝いちばんに口にする梅干し（無添加）は絶妙です。

昔から「梅干しは今日1日の厄逃れ」と言われるほど、心身を活性化してくれます。

「何も食べないのは心細い」という方には、朝食代わりのお茶と梅干しがいいでしょう。

それでも、空腹で、めまいや指のふるえなどがおきる場合、それは一種の低血糖ショックです。あなたはすでに糖尿病状態なのです。

そんな人は、無理せず、1週間ほど朝食の量を半減して様子をみます。

その後、平気になったら朝食を抜きます。

そして空腹感を覚えたら「来た！　来た！」と喜んで、その空腹感を楽しみましょう。

それが「幸福感」に変わったら、もう半日断食は成功したもどうぜんです。

▼1日1食

これはタモリさんやビートたけしさんなど芸能界やスポーツ界でも多くの方が実践しています。その効果は彼らの若さ、エネルギッシュさが証明しています。

前著『やってみました！　1日1食』で記したとおり、その効果のほどは歴然です。

ただし、修行僧のようにガチガチに考える必要はありません。

つきあいなどで、たまに羽目を外してもいっこうにかまいません。

私の1食は夕食時になるのが通常です。

▼週末断食

いわゆるウィークエンド・ファスティング。

週に1度、1日断食して、週の汚れを外に出して心身を浄化しましょう。

タモリさんも30年以上、実践しているそうです。

多忙なサラリーマンにこそ、週末断食で心身リフレッシュをおすすめします。

▼3日断食

どこか身体のぐあいが悪い。そんなときは3日断食で治しましょう。

前著『3日食べなきゃ、7割治る!』を参考にしてください。

免疫力、治癒力、排毒力がアップし、病気もケガも急速に治っていきます。とくに、下痢、腹痛その他の胃腸など消化器系の病気は劇的に治ります。

頭痛、うつなど神経系もめざましく改善します。

後述するファスティング・ドリンクを飲みながらだと、楽に行なえます。

▼7日断食

「本格的に病気を治すなら、これくらいは必要」とは断食療法の権威・菅野喜敬医師。この長さは自宅でできる断食療法のリミットです。ファスティング・ドリンクを摂取しながら行なうと、好転反応もほとんど感じることなく行なえます。

▼20日断食

かつてはこの断食期間が標準的でした。

作家の瀬戸内寂聴さんが20歳のときに体験しています（第5章で詳述）。このときは水分のみの完全断食だったようです。

若いころの断食体験が、彼女の驚異的な健康さの土台になっているように思えます。

この長期断食は、自宅で行なってはいけません。資格を持った指導者の管理下で行なってください。

半日断食から始めてみよう！

前夜の食事から
次の食事まで、
18時間程度あける。

朝食はとらない。

このとき、
消化ホルモン・モチリンが
胃腸の大掃除をしてくれています。
朝食の代わりにファスティング
ドリンク（後述）でも可。

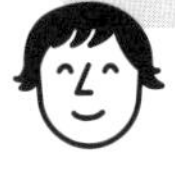

18時間後の昼食は
軽めに。

日中、水分はこまめに補給。
空腹感を楽しもう！

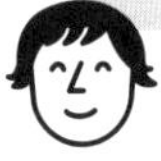

夕食は量より質で。

なるべく床につく
2〜3時間前までに夕食を終え、
寝る際は空腹状態で。

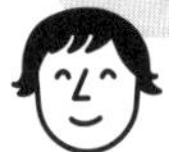

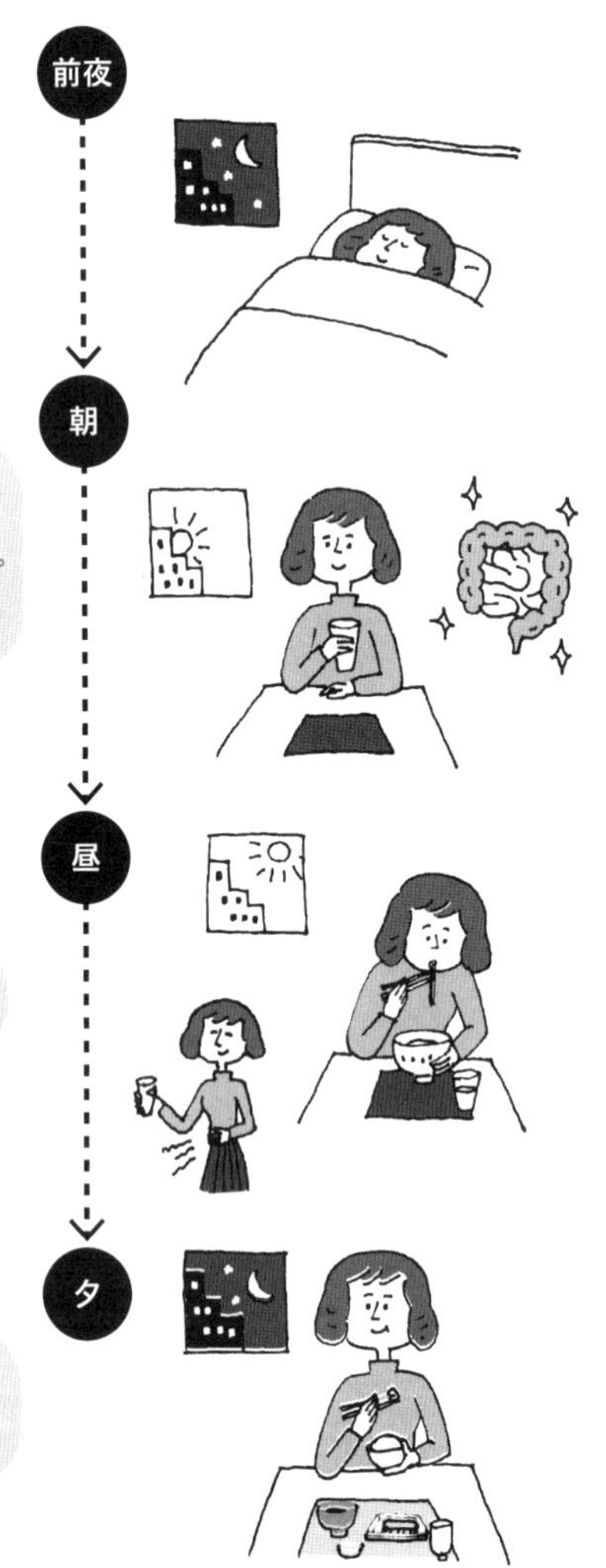

これが船瀬式１日断食！

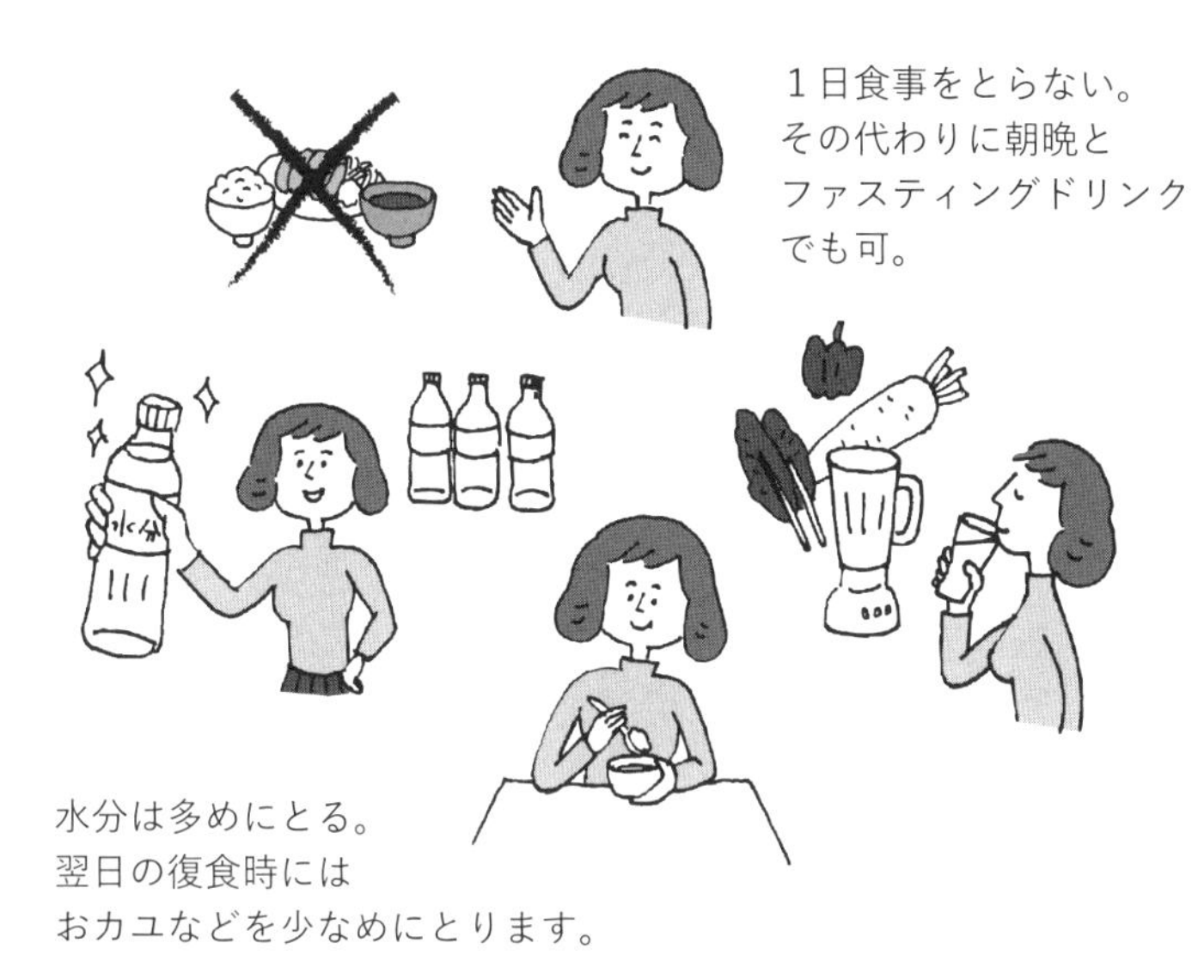

１日食事をとらない。
その代わりに朝晩と
ファスティングドリンク
でも可。

水分は多めにとる。
翌日の復食時には
おカユなどを少なめにとります。

１日断食を成功させるコツ

- 「これで健康になれる！」「若返る！」など、
  ポジティブに前向きな気持ちでトライすることが重要。
- 前日から食事量は抑え目にしてください。
  「１日断食をするから多めに食べておこう」というのは逆効果。
- 手始めには、週末などの休日を利用して
  チャレンジしてみましょう。
  まず「やれる」という自信を得ること、
  やってみての効果を体感することが継続への近道。

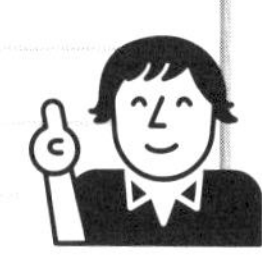

これで失敗しません！

2大ファスティング法＋船瀬式を学ぼう

頭痛など好転反応を防ぐ

一大ブームを巻き起こしつつあるファスティング――。その指導者としては、鶴見隆史医師（鶴見クリニック院長）と山田豊文氏（杏林予防医学研究所所長）の2人がよく知られています。

それまで主に断食道場などで指導されてきた断食の主流は「水断食」でした。

それは水分を補給しつつ減食を行なうものです。効果はありますが、飢餓感や好転反応などの苦痛をともないがちでした。

それだけに水断食はキツイ、ツライというイメージがあったのです。

そこで身体に無理なくファスティングできる方法として登場したのが、鶴見式酵素断食や山田式ミネラル断食です。どちらも、断食による心身への負担を和らげ、ファスティング効果を高める工夫がなされています。

鶴見式酵素ファスティング

鶴見医師は、日本における酵素医学の第一人者です。

生命活動に不可欠な酵素を供給することで断食の苦痛を和らげます。酵素補給源として、梅干し、野菜、野菜のすりおろし、果物、味噌、糠漬け、粕漬け、麹漬け、玄米などをほんの少量補給します。

だから、鶴見式酵素ファスティングは、だれでも無理なくできる半断食法です。ベースは梅干しです。強い抗菌力があり、腸内細菌の悪玉菌を抑制しつつ、善玉菌優位にしてくれます。

このように梅干しは、腸内環境を整える妙薬といえます。

鶴見医師は「酵素断食でガンも治せる」と断言しています。ガンも、その原因は血液の汚れです。

断食で血液が浄化されれば、消えていくのは当然といえます。

山田式ミネラル・ファスティング

山田式ミネラル・ファスティングは、断食中はまったく何も食べないのではなく、特製ドリンクを使って必要最低限のカロリーをとります。ミネラルやビタミン、酵素をはじめとする有用成分を補給しつつ行なうのです。

だから、これも一種の半断食法といえます。何も口にしない完全断食（水断食）より「苦痛もなく安全性も格段にすぐれている」（山田氏）といいます。

特製ドリンクとは、無農薬栽培された野菜、果物、ハーブ類を長期間発酵させた飲料に、さらにミネラルなど有用成分を含むミネラルジュースをブレンドしたものです。非常に栄養が高く、吸収にすぐれた飲み物となっています。

山田式ファスティングでは、この特製ドリンクを朝、昼、夜、就寝前に飲み、これを5〜7日間続けるのが基本です。それ以外は口にしません。

ポイントは、①体内ミネラルバランス、②脂肪酸バランス、③抗酸化栄養素、④食物繊維、⑤腸と肝臓の機能、の5点です。

これら①〜⑤を維持しながらファスティングを続けます。

なお、特製ドリンクは、毛髪ミネラル分析によって、配合を個人別に変えています。とくにマグネシウム補給の大切さを山田氏は強調しています。

以上のように鶴見式、山田式ともに、苦痛なくファスティング効果を上げる工夫として、非常にすぐれています。

現在、ファスティングへの関心の高まりとともに、インストラクター（指導者）も多く輩出しています。

その多くが、これら2つのファスティング法をマスターされた方たちなので安心です。

船瀬式豆乳ファスティング

私はお2人から何度も取材をさせていただく中で、自分なりに両者のよいところを取り入れてファスティング法を工夫しています。

私が行なうさいのポイントは、酵素、ミネラル、微量栄養素の補給と、腸内環境の改善です。

前著『やってみました！　1日1食』では手作り豆乳ヨーグルトを紹介しました。

▼自家製豆乳ヨーグルト

原材料は市販無調整豆乳とミニサイズのヨーグルト1パック。

作り方は114ページ以下のイラストを参考にしてください。

さあ、それではこれをベースに、1日1食や1日断食を実践する際に役立つ各種ファスティングドリンクを作ってみましょう。

▼和風豆乳ヨーグルトドリンク

豆乳ヨーグルトをベースとしながら、さまざまな栄養素が補給できます。だから、ファスティングの際だけではなく、日常の食生活でも活躍するはずです。

▼青野菜のさわやかドリンク

野菜は有機栽培のものがいいでしょう。

▼焙煎玄米滋養ドリンク

「冷えは万病の元」です。ファスティングで身体が冷える人には、温め効果のあるドリンクがいいでしょう。黒酢はお酢の中でももっとも優れた栄養を誇ります。
原材料は初めは少なめから始めます。少しずつ量を増やせば、失敗しません。

▼クリーミー生玄米野菜ドリンク

好みの野菜・果物を数種を加えて回しスムージーにします。さらに、すりゴマ、きな粉を加えれば栄養価もアップします。完全栄養のローフードです。

▼特製フルーツ豆乳ドリンク

食物酵素を摂取することで、消化に負担をかけずに、身体に必要な栄養素をおぎなえます。

このように、ファスティング時に補給するドリンクはそれぞれにさまざまなアレンジが可能です。
ファスティングを楽しむのと同時に、こうしたドリンク作りも自分なりに楽しむ工夫をしてみると、バリエーションがどんどん広がり、飽きずに続けられます。

自家製豆乳ヨーグルトの作り方

～低カロリーで鉄分豊富～

材料（1回分）

- 豆乳（常温）：1ℓ
- ヨーグルト：1カップ
（市販品の一番小さい物で可）

作り方

1

①土鍋に豆乳と
ヨーグルトを入れてかき混ぜ、
フタをする。

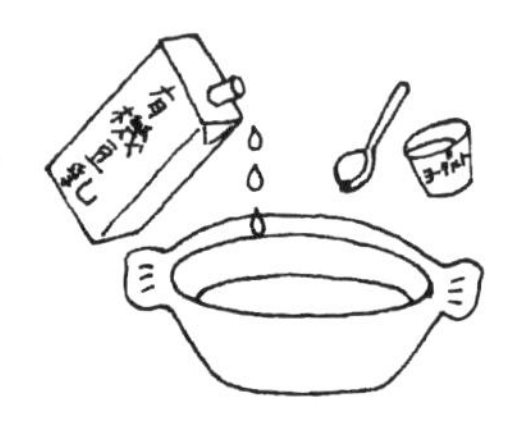

2

②コンロで 2～3分
強火で加熱。

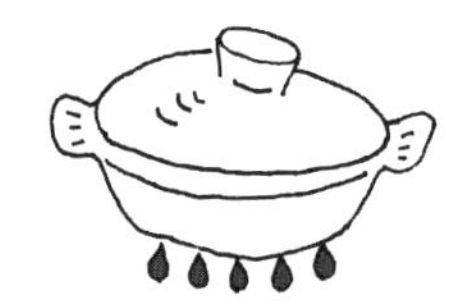

3

③全体が温まったら
そのまま翌日まで放置して
完成。

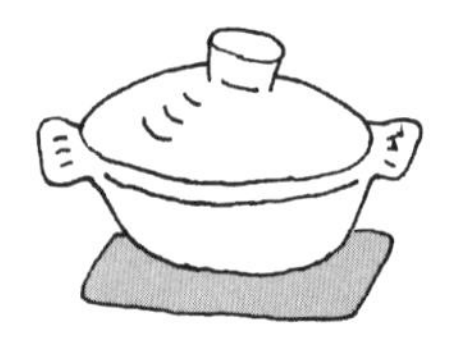

成分無調整の有機豆乳がベストです。

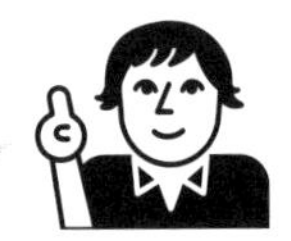

和風豆乳ヨーグルトドリンクの作り方

材料（１人前）

- 緑茶または抹茶：100cc
- 豆乳ヨーグルト：100g
- 梅干：1個（種を取る）
- 季節の野菜、すりゴマ、きな粉、味噌：少々
- ハチミツ：適量

作り方

① 材料をすべてミキサーに入れ、2・3秒混ぜる。

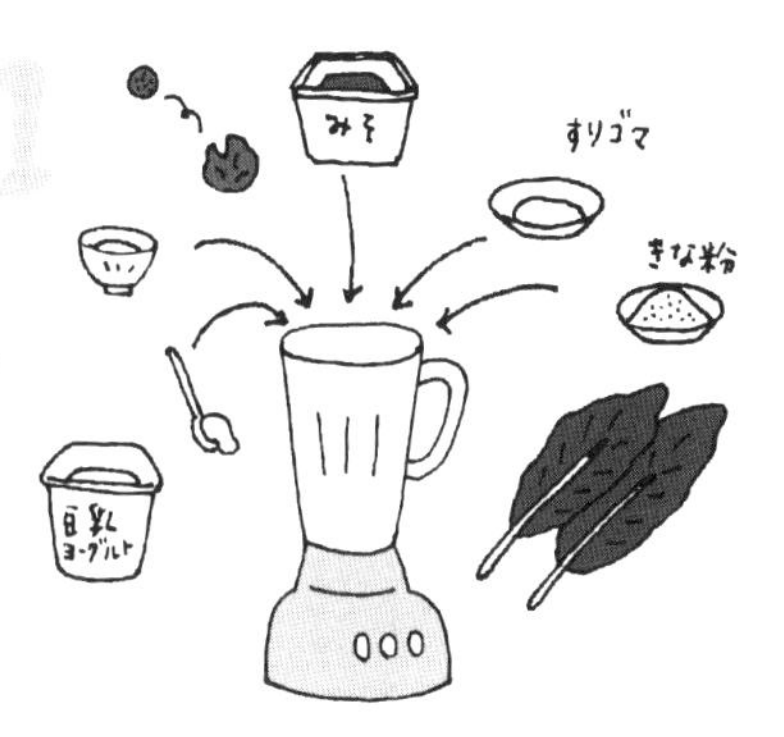

② 好みでハチミツを入れる。

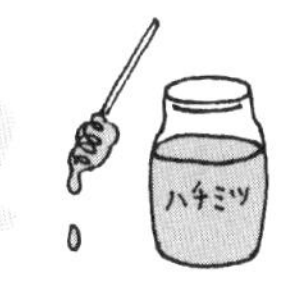

豆乳ヨーグルト、味噌の乳酸菌と
梅干が腸内環境を整えます。
さらに、すりゴマでマグネシウム、
きな粉でタンパク質を補給！

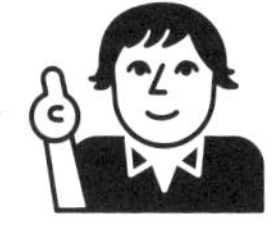

青野菜のさわやかドリンクの作り方

材料（1人前）

- 緑茶または抹茶：150cc
- 季節の青野菜：一握り
- 大根：1片
- 梅干：1個（種を取る）

作り方

材料をすべてミキサーに入れ、
30秒ほど混ぜる。
栄養の破壊を防ぐため、
手早く作ってすぐに飲みましょう。

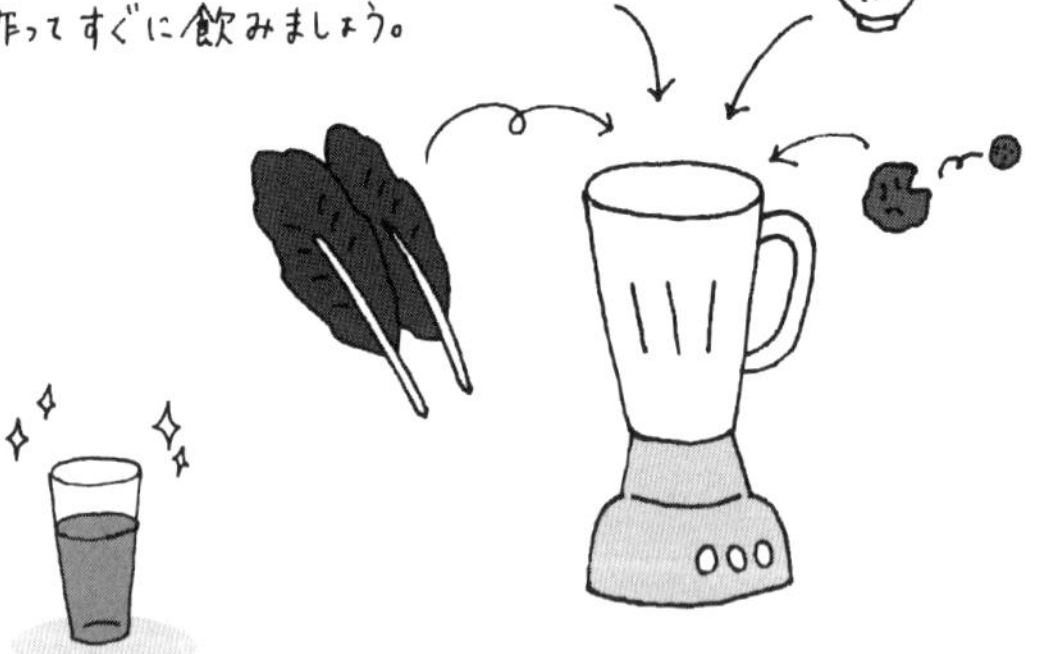

できるだけ無農薬有機栽培の
野菜を選ぶこと。
野菜はミネラル、ビタミン補給に、
番茶のカテキンなどは抗酸化力を
発揮します。

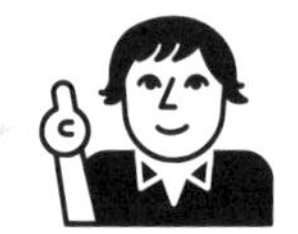

焙煎玄米滋養ドリンクの作り方

冷えは万病の元！
ファスティングで身体が冷える人にオススメ。

材料（1人前）

- 熱湯：150cc
- 焙煎玄米粉：大さじ1
- 梅干：1個（種を取る）
- 好みの野菜：一握り
- しょうが末、黒酢：少々

作り方

①焙煎玄米粉、梅干、野菜半分をミキサーに入れ、熱湯を注いで20秒ほど混ぜる。

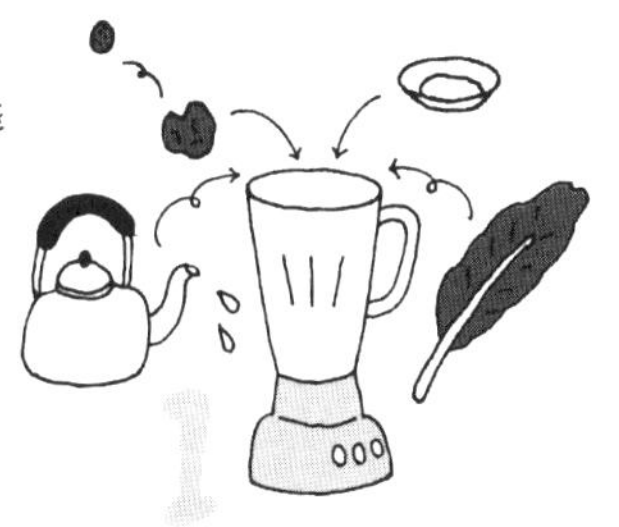

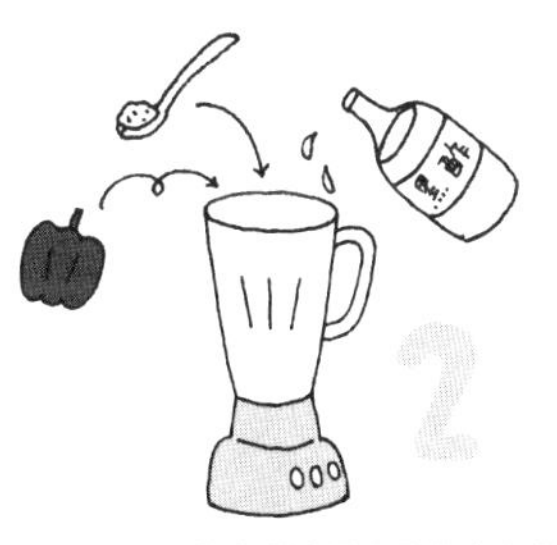

②味をみながら残りの野菜、しょうが末、黒酢を加え、さらに少し混ぜる。
熱いうちにどうぞ!!

焙煎玄米粉、しょうが末は
自然食品店で売っています。
いずれも温め効果あり！
黒酢は栄養満点ですが、ない場合は
他の天然醸造酢で代用します。

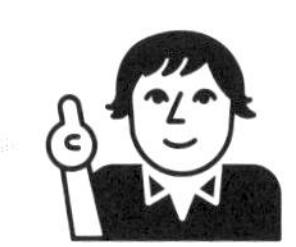

クリーミー生玄米野菜ドリンクの作り方

完全栄養食、しかもローフード！

材料（1人前）

- 水：200cc
- 玄米（一晩浸水する）：60g
- 好みの野菜、果物：適量
- すりゴマ、きな粉、メープルシロップ、ハチミツ：少々

作り方

① 玄米と水をミキサーに入れ、
クリーム状になるまで混ぜる。
野菜、果物を加え、
さらに10秒ほど混ぜる。

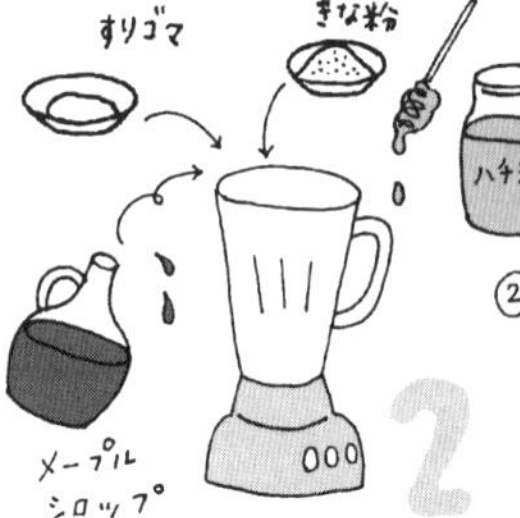

② すりゴマ、きな粉を加えて
栄養価アップ！
好みでハチミツ、メープルシロップを入れ、
甘みを足す。

生玄米はβでんぷんなので中性。
胃腸を整えます。

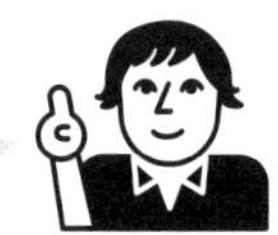

特製フルーツ豆乳ドリンクの作り方

果物は、味と栄養を考えて自分好みで！

材料（１人前）

- 水：50cc
- 豆乳ヨーグルト：100g
- 好みの果物：適量

作り方

材料をすべてミキサーに入れて、
15〜20秒ほど混ぜる。

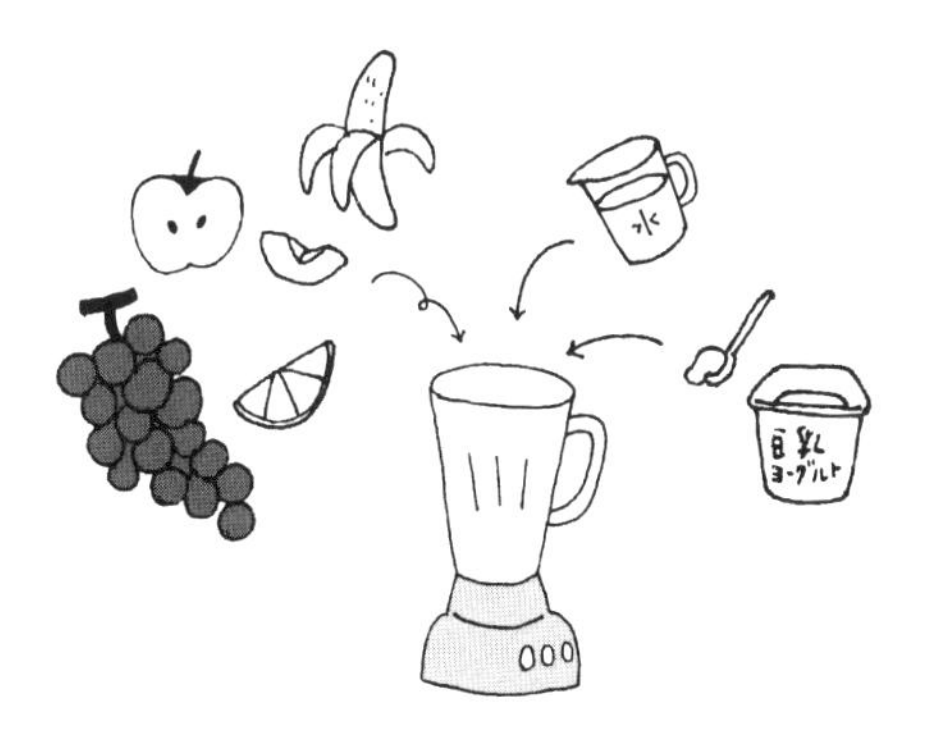

果物はビタミン、ミネラル、繊維、
抗酸化成分などが豊富。
断食中は、胃腸に負担をかけない
ためにジュースでいただきましょう！

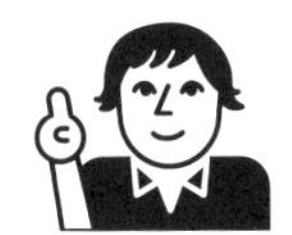

第 4 章

１日１食で若返る、病気も治る

空腹感が長寿遺伝子をオンにする

老化原因の遺伝子の傷を防ぐ

老年はだれにも忍びよる。老化はだれしもさけられない。

しかし、遅らせることはできる。それが、長寿遺伝子の恵みです。

そのスイッチは、カロリー制限でした。

はやくいえば空腹感です。それが、長寿遺伝子をオンにする。

すると、長寿遺伝子はある種の酵素を放出します。それを補給する物質と合体して、他の体細胞の遺伝子を覆う保護層を形成するのです。

老化は遺伝子の傷で起こります。その傷をつけるのは活性酸素や紫外線などです。

それらの刺激から体細胞の遺伝子をガードする。すると、遺伝子は傷（老化）を免れ、若々しい体細胞のままであり続けるのです。

空腹感で、なぜこのような特殊遺伝子のスイッチが入るのでしょう？

それは、空腹感（飢餓感）を身体は「生存へのアラーム（警鐘）」ととらえるからでしょう。生命体はなんらかの危機にさらされたとき、その防御機能が最高レベルにたっします。生存のために感覚機能から運動機能まで、ベストのレベルに引き上げられます。

危機にひんしたときの野生動物の反応を見れば、それはよくわかります。

敵に遭遇（そうぐう）したとき、身体は瞬時の判断を迫られます。

逃避か？ 攻撃か？ いずれにしても、瞬発力が生死を分けます。

同様に飢餓状態では、全身全霊が研ぎ澄まされます。空腹になればなるほど、エモノの存在に対して感覚器は鋭敏になり、運動能力はいやでも俊敏になります。

こうして、飢餓状態ほど全身の機能は高められるのです。生命活動も、さらに高次元で営まれるようになるのです。それは、あらゆる生命体に共通する現象です。

〝断食〟で昆虫の寿命40倍！

私は前著『やってみました！ １日１食』で、ミミズの例をあげています。

繁殖実験で、1匹だけ隔離して周期的に断食させたら、他のミミズに比べて19世代分も長生きしたのです（英・生物学者 ハクスリー）。

これは、寿命2倍などといったレベルではありません。

飽食ミミズに比べて寿命が19倍も延びたのです。この辺は、ミミズのような下等動物（失礼！）のほうが、飢餓による危機感は、ケタはずれの長命をもたらすのです。

それは、昆虫にもいえます。ある種の昆虫は十分なエサを与えると、寿命はわずか3〜4週間。しかし、エサを激減させるか、あるいは断食させると、昆虫は活性し、若さを少なくとも約3年保ち続けたのです。

つまり、昆虫は〝断食〟で、寿命を約40倍に延ばしたことになります。

こうなると、もはや昆虫は通常の生命システムで生きているとはいえません。

この〝ファスティング昆虫〟は、次段階の生命ステージに移行して生き続けたといえます。

不食・不飲・不排泄プラーナリアン

インドの有名なヨガ行者プララド・ジャニ翁は、70年間、不食・不飲・不排泄で生きてきたことで知られます。

そのことは、インド医学界の医師団も厳密な調査の結果、認めています。

日本でも弁護士の秋山佳胤（あきやまよしたね）氏が、不食不飲で著名です。

「六年間、水も飲まない」と共著『食べない人たち』（マキノ出版）にあります。

あなたはきっと、このような人々の存在を信じられないでしょう。

それは、既成の栄養学や医学の概念からあまりにかけ離れているからです。しかし、こうした不食不飲の人は、世界中に数多く存在します。

秋山弁護士によれば、彼らは宇宙のエネルギー（プラーナ）を〝食べて〟生きているそうです。だから、彼らのことを〝プラーナリアン〟と呼びます。

たとえば森美智代さん（鍼灸師）、山田鷹夫さん（実践思想家）など……。

森さんは、１日青汁１杯で20年間生きてきたことで、あまりに有名です。山田鷹夫さんは、現代の哲学者であり求道家です。

彼らの存在は、現代医学、栄養学の根本的な誤謬（ごびゅう）を、無言で告発しています。

ファスティングに若返り効果あり

少食で老人斑が3分の1に激減

カロリー制限は、老化を防止するだけではありません。

明らかに「若返らせる」作用もあるのです。

加齢現象は、老化タンパクを増大させます。その典型が、シミ（老人斑）です。皮フに老化タンパクが沈着してシミになります。

ところが、カロリー制限したネズミは、老人斑が3分の1に減少したのです。

明らかにカロリー制限が老化を抑制しただけでなく、老化タンパクを激減させて、若返らせたのです。

その他、カロリー制限でさまざまな老化タンパクの減少が確認されています。

食事制限は、老化防止だけでなく、若返り作用があることは科学的に証明されているのです。

ぎゃくに高脂肪食を与えたネズミは、老化斑が2倍に急増しています。つまり、脂っこい食事は、老化を2倍に加速するのです。

油脂類は活性酸素で酸化され過酸化脂質となり、さらに他の体細胞の遺伝子を傷つけます。

だから、肉類や揚げ物好きの人は、老化しやすいのです。

ファスティングの若返り効果を証明するのが、第2章でご登場いただいた、実際に1日1食を実践した人たちです。

彼らは、例外なしに周囲から「身体しまったね！」「若返ったね！」と言われていました。

「やせた」というより、余分な脂肪などが落ちるのでシェイプアップして、体型が引き締まります。

デトックスが進むため肌が若々しくなり見かけも確実に若く見られるようになります。

断食で生殖能力アップの理由は？

同じ若返り効果は、生殖能力にも現れます。

そのメカニズムの1つが、血管系の末梢循環の回復です。

早くいえば、ファスティングで、それまで、たがいにくっついていた赤血球が、バラバラに離れて血液の中をサラサラと流れるようになるからです。

その血流が卵巣や精巣にまで酸素と養分を運ぶため、健全な卵子と精子がよみがえり、生殖能力がアップするのです。

もう1つがファスティングによるアラーム効果です。

それまで入ってきていた栄養分が途絶えると、生体はそれを一種の生存危機と感知します。

すると、種の保存本能が呼び覚まされ、がぜん生殖機能が昂進（こうしん）するのです。

男性諸兄なら、身に覚えがあると思いますが、徹夜などで疲労困憊しているとき、異常に性欲が昂進することがあります。これが、俗にいう〝疲れマ×〟です。

やはり強い疲労感が、アラームのスイッチを入れたのです。

養鶏場の経営者は、鶏にタマゴを産ませるために、あえて2週間ほど断食させるそうです。

すると、給餌を開始したとたんに、ボロボロ生まれるという。これも、飢餓感で生殖機能にスイッチを入れた例です。

これは動物だけでなく、植物にも起こります。

俗に作物に「肥やしを入れ過ぎ、実が入らぬ」といわれます。

作物の図体ばかりでかくなって、肝心の実が入らない。

ところが、水分や栄養分をギリギリまで絞ると、じつに優秀な遺伝子を備えた実を結実させるのです。

つまり、過酷な環境下ほど生命は優秀な子孫を残そうとするのです。

生命とファスティングとの不思議な関係について、次からはファスティング医療の権威である鶴見隆史医師（鶴見クリニック院長）にわかりやすくひも解いていただくことにしましょう。

ED、不妊症はファスティングで治る！

中高年のセックスも断食で回復

「私ほど女性を妊娠させたオトコはいない！」

鶴見医師は、こう豪語します。むろん、これはジョーク交じり。

鶴見先生が指導しているのは、名づけて鶴見式「酵素断食」です。

先生はかねてより「断食で不妊症は完治する」と断言されています。

現に10年以上も不妊で悩んできた女性たちを、ファスティング療法で何人も救ってきました。だから、多くの女性を〝妊娠〟させてきた、というわけです。

さらにファスティング療法はEDやセックスレスにまで効果を発揮すると断言します。

鶴見先生に解説してもらいました。

——ED、セックスレス、不妊症はファスティングで解決できますね？

鶴見 EDは断食で治る！　実例はいくらでもあります。まちがいありません。断食しかない。中高年の性欲、性能力もファスティングでもちろん回復します。

——先生はどのくらいの期間、ファスティングをやらせるのでしょうか？

鶴見 7日でも10日でもやらせます。やればやるほど、性能力は元気になりますね。断食は当然、酵素断食（第3章参照）です。

——先生のところに「不妊を治したい」というカップルの相談などありますか？

鶴見 ハイ、ときどきあります。若い適齢期だけでなく、結婚して、9年、10年、11年と妊娠しない場合は、もう子どもが欲しいですよね。だいたい、（酵素断食で）7割くらいは成功しますね。

"畑"も"タネ"も栄養が悪い

——それは、奥さんも、旦那（だんな）さんも、合わせて治療するわけですか？

鶴見 まあ、そのほうが全然、効果があります。問題があるのは女性ばかりじゃないですから。たとえるなら、〝畑〟も〝タネ〟も問題なのです。

――旦那さんの精子が悪い場合と、奥さんに問題がある場合とがある？

鶴見　どちらかというと奥さんの問題のほうが多い。畑がいろんな物質で〝土壌汚染〟されています。

――先生のお弟子さんに、産婦人科医が来ているとか？

鶴見　国立大学を出たすごい優秀な産婦人科医で、私のところに来ています。完璧な一番弟子です。

――それは、ファスティングで不妊治療を行なうことが目的で、弟子になられたのですか？

鶴見　彼は産婦人科ですから、「立派な赤ちゃんを産ませたい」「妊娠中毒を避けたい」「帝王切開で産ませたくない」、それから「アレルギーを起こしたくない」……すべてやりたいんですね。

――不妊治療では、ホルモン療法などもやりますね。

鶴見　彼は産婦人科医の立場から、ホルモン療法について、「あれぐらいまちがったものはない」「かえって悪くなるのが関の山」と言っています。

「ホルモン療法で、本当に妊娠した人はいません」と断言します。もちろん、たまに妊娠した場合でも「ロクな妊娠の仕方をしない」と言います。

――外から投与するホルモン剤は、もはや化学薬剤そのもの。不自然な不妊治療からは、不自然な結果しか生まれない、ということでしょう。やはり、自然な受精、妊娠、分娩に勝るものはない。これは、不妊治療全般にいえることですね。

不妊治療で200～300万円

――不妊治療を調べると、1回目、2回目、3回目……とくり返し、1回に20万、30万円も取るから、あっというまに200～300万円になります。

鶴見　そんな金額になるんですか？　バカみたいですね。

――それで、産まれないで治療の回数が増えていくと、料金をだんだんディスカウント（値引き）していく。

鶴見　ヒドイですね、そりゃあ。絶対に治らないのに、細胞療法とかいって血液を採って洗ってやる「ガンの免疫治療」と一緒ですね。

ガンの免疫療法も1回170万円取って、「5回か、6回やります」という。私がある医師に「それで治った例あるんですか?」ときいたら、「1例もありません」と正直に答えた。

ガンは全然治らないのに、この療法は評判だけはいい。

免疫療法というと何かいいことしているようで、「これだ!」と思って患者が来る。それで治らなくても1回の170万円はもちろん返さない。

「治らなかったらどうするんですか?」ときいたら、「ディスカウントで安くして、何回もくり返す」。すると合計で1000万円は超えますね。

——それはもう治療という名の犯罪行為ですね。

鶴見 「延命したんだから、いいじゃないですか」と開き直る。

不妊治療もそれと同じ仕組みですね。

——不妊治療の最中に、待望の子どもができたとします。

しかし、治療で受精したのか、自然に受精したのかは、神のみぞ知るでしょう。むろん、不妊クリニックの側は「治療が成功しました!」と〝祝福〟するでしょうけど……。大金を払った夫婦も、治療の〝成果〟と信じてしまう。

しかし、真実は永遠にわからない。

今、不妊治療を受ける夫婦は、ものすごい勢いで増えています。たとえば、体外受精で生まれた子が激増しているのです。

１９９９年には１００人に１人が体外受精児。これでも驚きですが、２００８年は50人に1人、12年には27人に1人と、10年余りで4倍に急増している（日本産科婦人科学会報告）。

つまり、クラスの1～2人は体外受精児という時代になっているのです。

子どもが産まれないのは両親に問題があります。

食生活が乱れていて、妻も夫も身に体毒がたまっているからです。

人工授精で無理に生まれる子はその〝体毒〟を引きついでこの世に生まれるのです。

つまり、親の因果が子に報いてしまうのです。

食事療法を指導しない不妊治療

——現代医学の不妊治療について調べてみると、食事療法などは何にもやっていない。

「食」は生殖の原点ですから、不妊の原因は「食」にありと考えるのがふつうだと思うのですが……。

鶴見 むしろ反対に悪い食事療法をする産婦人科医をいっぱい知っています。たとえば「フランス料理を食べて、妊娠中は快適に過ごしましょう！」なんて指導している。

私の医大の同級生にもそういうキャッチフレーズで患者を勧誘しているやつがいます。

――ファスティングなんて発想はない？

鶴見 産科だから、妊娠して入院している最中にフランス料理をどんどん妊婦に与える。良くないどころじゃない（苦笑）。ロクな子どもは産まれないよ。

最近、患者で3歳の多動性の男の子が連れられて来ました。

他人の顔を見るとギャーッと泣く。親にいろいろと聞いてみると、妊娠するまで、さらに妊娠してから出産まで、食事でまったく生の物をとらなかったという。

「野菜はとっていたが、全部、身体を冷やすと思って、煮て食べていた」と言う。

――加熱食つまり〝火食（かしょく）〟では、せっかくの「命の素」の酵素が、熱破壊されちゃう。

鶴見　すごいかんちがいですよ。生野菜不足が、奥さんの妊娠の前後1年ずつですから、当然、産まれた子も欠乏でそうなっちゃいますね。その他にも、子どもに症状として出てくる理由はあるわけです。砂糖の害とか、肉の害とか……。

――かろうじて妊娠して産まれても、その食べまちがいの因果が子どもに来ちゃったわけだ。かわいそうに……。

鶴見　なかでも病気の最大の因子は〝生（なま）なし〟ですね。酵素がないからね。だから、食べまちがいは、本当にヤバイもんですね。

――野菜などもすべて加熱してたら、ビタミン類などがかなり破壊されますね……。

火食は酵素不足を招く

「ポッテンジャーの猫」の教訓

「この地球上に生息するあらゆる動物たちで、食べ物を加熱して食べるのは人間だけである」

これは作家ディヴィッド・ウルフの指摘です。まさにそのとおりでしょう。

有名なポッテンジャーという医学博士の実験があります。900匹の猫を使い、生食と加熱食の違いを観察したものです。与える食事（肉、骨、ミルク）を、生食で与えた群は、何世代経っても正常で元気だった。

しかし、すべて加熱食にしたグループに異変が生じています。

1世代目には、産んでも子猫の死亡率が増加、産子数の低下、子育ての放棄、非常に粗い毛並み……などが観察されています。

２世代目には、多くの猫が人間でいう生活習慣病と同様の病気を発症しています。さらに、皮膚炎、心臓病、アレルギー、歯肉炎、歯周病、関節・神経組織の炎症、その他、骨格奇形なども見られました。

さらに、生食だけで育ったグループは、従順でおとなしかったのに、加熱食で飼育された猫たちは、飼育係や他の猫たちに攻撃的で、凶悪になったといいます。

現代社会をそのまま見る思いがします。

産子数の低下は、明らかに受精率の低下と、流産、死産など異常分娩によるものです。酵素が決定的に不足した加熱食（火食）のみの食事スタイルが、少子化の原因の中にあることがわかります。

孫猫たちは生殖能力を喪失

３世代目の孫猫たちはさらに悲惨（ひさん）でした。

産まれた子猫たちは未熟児か、身体になんらかの欠陥を持っていました。子猫のうちから病気にかかるケースも増え、寿命も短くなりました。

それどころか「次世代を生み出す」生殖能力を喪失していたのです。

これも現代の若者たちに共通します。彼らの多くは、カップめんや加工食品ばかり食べて、決定的に生の野菜や果物が不足しています。

それは「生命の素」の酵素が欠乏した食事です。

今の日本は、親、子、孫……3世代にわたってそんな食事をしている家庭があまりにも多い。それは、まさに「ポッテンジャーの猫」実験の人間版です。

この実験は猫に3世代にわたって加熱食のみを与えた実験です(1932〜1942年)。900匹もの猫を使った大がかりなものでしたが、3世代目はきわめて不健康で、次々にさまざまな病気で早死にしていったのです。

食事中の酵素不足は、それほど恐ろしい……。不妊で悩む若い夫婦は、思い当たることがあるはずです。フレッシュな野菜、果物をどれだけ食べてきましたか?

果物、野菜を十分に食べよ

「病気になるもっとも決定的な要因は、果物や野菜を十分に食べていないことである」

(米・ジョエル・ファーマン医学博士)

それは、「病気の原因は、新鮮な酵素不足にある」と言いかえることもできます。

このように生菜食（ローフード）が、今、世界中で見なおされています。

たとえば99歳の長命を達成した、アメリカのローフード運動の父、ノーマン・ウォーカー博士は「ローフードで、若返ろう！」と呼びかけます。

「……まちがった食事とは、『命』によって細胞や組織に栄養を与えることができないものを食べたり、飲んだりすることです。生と死を同時に得ることはできないし、過度の熱——三六〜四〇度以上は、食べ物の命を壊してしまいます。加熱処理を行った食べ物が、身体の再生機能を犠牲にしながら、私たちを生かしているのは明らかです」

さらに博士は生菜食の２大メリットをあげます。

「身体に『命』を与えてくれるのは、生の野菜と果物と、そのジュースだけです」

「……野菜ジュースを飲む主な目的は二つあります。野菜から出る生きた水を得ること。その水から人間や機械では得ることのできない有機化学・ミネラル成分とビタミンを抽出することです」（『食事を正しくすれば、老化は防げる』徳間書店）

つまり、生の果物や野菜の恩恵は酵素だけではない。

それは、植物の「命」全体をいただくことなのです。それが、私たちの「命」に転化されるのです。そして、生殖を通じて次世代の「命」に引きつがれるわけです。

不妊、ED、セックスレスに生食

鶴見先生も、ウォーカー博士と同じ意見です。

つまりローフードはセックスと直接に結びついているというのです。

鶴見先生は、「〝生なし〟というのは活性酸素消去作用のあるスカベンジャーがないということ」と語ります。

スカベンジャーとは、別名「抗酸化物質」と呼ばれます。

そもそも人間の病気・老化の元凶は活性酸素です。これが細胞内で遺伝情報を伝えるDNAを酸化し、傷つける。

すると、病気になったり、老化が促進される。

この活性酸素を打ち消し、病気・老化を防いでくれるのが抗酸化物質（スカベンジャー）です。それは植物に多く含まれます。

ビタミンC、ビタミンE、カロテノイド、ポリフェノールなどなど。

しかし、これらの多くは加熱調理で破壊されてしまうのです。

血液サラサラで精力、妊娠力アップ

1日1食が性能力をアップ

鶴見 まず第1段階としては、血液がサラサラにならないと、話にならない。そのためには、ファスティングです。食べなければ、水ばかり入ってくるわけだから、血液はサラサラになってきます。僕の血圧は122の72ですよ。

――ベストです！　立派ですね。

鶴見 もちろん、何もクスリは飲んでいませんよ。朝と昼は食う気がしないから、フルーツをちょっと食べるくらいの1日1食です。

――要点を教えていただけますか？

鶴見　ＥＤとか、不妊症の場合、対策は３つあります。

第一に酵素です。第二は生野菜にあるスカベンジャー（抗酸化物質）。第三は良いアミノ酸ですね。それらは、絶対的に大事だと思います。

生殖に不可欠なのが一酸化窒素（ＮＯ）です。血管を拡張して妊娠させる作用があるのは一酸化窒素なのです。それを発生させるためには、「酵素」「スカベンジャー」「良質なアミノ酸」、これら３つしかありません。

夫婦ともに自然食、少食に切り換えて、子づくりに励んだほうが、産婦人科の不妊治療よりよっぽど賢い。夫婦ともに見違えるほど健康な身体になり、健やかな子宝に恵まれることは間違いありません。

これは当然、中高年の方の精力回復にも効果的です。

まずは夫婦でファスティング

――夫婦で同時にファスティングしたほうが、お互い身体は健康になるし、子宝に恵まれますよね？

鶴見　そうですよ。もう、それはすごいですよ。〝タネ〟も〝畑〟もメチャクチャ良くなる！

──結局、ED、セックスレス、不妊の最大原因は？

鶴見 末梢（まっしょう）の血行不良ですね。私は血管の微小循環を観察する機械を持っています。それで診ると、毛細血管の先端に血液は流れていないという人が多いのです。

──ああ、血球のフン詰まりですね。いわゆる赤血球が重なり互いにくっついている「連銭（れんせん）形成（ルロー）」状態です。つまりドロドロ血液……。

鶴見 そうです。だから、身体の末梢組織は、血流不全で酸欠になる。それが子宮で起こると子宮筋腫になる。卵巣で起こると卵巣嚢腫（のうしゅ）……。これら機序（メカニズム）の根本を、医者は、もっともっと勉強しなければいかんと思います。

──子宮や卵巣が血行不良でやられる。それでは、子宝に恵まれない。男性の精子も同じですね。やはり連銭形成で精嚢など生殖器の血管が詰まっている。だから、ロクな精子ができない。元気な精子ができなきゃ、ヤル気も起きませんよ。

鶴見 そうそう。だから血液の微小循環がいかに大切か、ということです。

つまり血管の93％は毛細血管なのです。地球を2回り半するほどの長さがあります。93％は〝大河〟ではなく〝小川〟なんです。その〝小川〟に赤血球が流れない。

赤血球の中には、酸素や栄養分などすべてが入っている。ミネラルもビタミンもタンパク質も、炭水化物も全部入っている。それが、毛細血管に詰まって流れていかないのです。

肉食で酸性体質になり、くっつく

——赤血球がくっついて連銭状態になっちゃってる。

鶴見 毛細血管の直径は4ミクロンしかありません。

ふだんは、その狭い孔（あな）に7・5ミクロンの赤血球が入って、通り抜けています。

そのためには1匹1匹、自分の身体を折り畳（たた）んで入っていかなくてはいけない。

だから、赤血球の真ん中は薄くなっています。

——ナルホド。丸いおモチみたいにね。よくわかります。

鶴見 1匹1匹が栄養を持ったまま、真ん中が凹んでクニャッと曲がるから、毛細血管が4ミクロンの狭さでも7・5ミクロンの赤血球が入れる。

——お先に、お先に……と、次々に入っていく。

鶴見 ところが、その血液中に陽イオン分子が入ってくると、赤血球は全部くっついてしまう。その陽イオンは、肉とか牛乳など、動物性タンパク質でできるのです。

——つまりプラスイオン。要するに肉食などで、体液が酸性（アシドーシス）になる。

鶴見 すると、赤血球同士がくっついて、サラサラ血がドロドロ血になります。それが女性なら卵巣や子宮、男性なら精巣や前立腺の血管を詰まらせ、不妊や不能の原因になる。つまりは、贅沢（ぜいたく）な洋食好きほど、不妊、EDになりやすい。

鶴見 そうです！　それが、赤血球同士を全部ノリみたいにくっつけてしまう。ぼくは、それをいつも警告している。

——けっきょくは、EDも不妊も、原因は飽食、美食がもたらす末梢循環（まっしょうじゅんかん）の障害ですね。

鶴見 だって、赤血球が2匹くっつくだけで、毛細血管には入っていけない。それがもう何十匹とくっつくわけですからネ。それは微小循環は悪くなる。

——だから、まず男も女も、ヤル気が起きない。やっても子どもができない！

まずは、一にも二にも、食べ物と、食べ方だ！

先生、不妊治療で、そんなこと、だれも言わないですよ。食い改めないと、性の復活も、子づくりも、永遠に無理ですね。

鶴見　ああ……まったく話にならんですね……。それを、ぼくは一生懸命、教えているわけです。じつはね、話は変わりますが、10月20日に、家内と籍を入れまして……。再婚です。

――エーッ！　うらやましい。

鶴見　歳は20歳ぐらいしか違わない、きれいでかわいい子なんです。紹介したいので、こんど、会ってやってください。これからランデブーです。

――おめでとうございます！　くやしいッ……！（笑）

インタビューの最後に、思わぬハプニング。どうりで鶴見先生のお声も若々しく、弾んでいたわけだ。66歳の第二の青春に、心よりの祝福を送ります。

いつまでも、恋を忘れず、百寿越え

5人妻に27人産ませた蓮如

「性」という字は「心」が「生きる」と書きます。

つまり、異性に対するときめきが、生命の源泉という意味なのでしょう。

だから「性」を忘れた「生」はないともいえます。

その証拠に長寿者は、性愛においてもじつに矍鑠（かくしゃく）としています。

歴史上で、その筆頭にあげるべきは蓮如上人（れんにょしょうにん）でしょう。

１４５７年、浄土真宗の第８代法主に就任。宗祖の親鸞（しんらん）は、仏教徒でありながら肉食妻帯を是とし、極悪人でも仏になれるという悪人正機説を説いたことでも知られます。

それは、さまざまな戒律で仏行を強いた他の宗派とは一線を画し、庶民大衆の日常に仏の教えを広めていったのです。

宗祖直系、8代目蓮如は良くも悪くもエネルギッシュでした。

戦闘的な布教活動で、目覚ましい勢いで門徒を増やしていきました。

しかし、増やしたのは門徒だけでない。28歳を皮切りに、その旺盛なまでの性欲と情欲は衰えるところを知らず、次々に歴代の妻たちに子どもを孕(はら)ませ続けました。

こうして、産ませた子どもは84歳までに27名（男13人、女14人）。

最後の子どもは、なんと84歳のときの子というから、その絶倫ぶりには舌を巻きます。

蓮如は生涯で5人の妻を娶(めと)っている。そして、5回目の結婚は蓮如が71、72歳の頃。

この最後の妻に、なんと5男2女を産ませています。

このあぜんとする空前の〝壮挙〟には、肉食妻帯を唱えた親鸞も、草葉の陰でびっくり仰天でしょう。

その精力絶倫を支えたものは黒ゴマと伝えられています。

蓮如は、山奥の布教に入るときも必ず黒ゴマを持参し、道すがら口に運んで噛(か)み続けたといいます。

長生きするには恋が一番！

長寿長命の人は、総じて性愛におおらかです。

「長生きするには、恋がいちばんいい。私は現在、33人目の恋人と恋愛中なんです」

こう豪語したのは、物集高量（もずめたかかず）さん。彼は１９８５年に１０６歳の大往生を遂げていますが、その数年前、テレビ出演のとき、みずからの恋愛譚（たん）を呵々（かか）大笑しながら披瀝（ひれき）したものです。

彼は１９７９年に『百歳は折り返し点』（日本出版社）という著作を出版。そこで明快にこうつづっています。

「人間てのは、食生活と性生活で生きてますでしょ。食い過ぎると胃を悪くする。胃が悪くなると頭がボケるのですね。性生活の方は、やり過ぎると腎虚になる。これも頭がボケるんですよ」

「人間は食生活と性生活で生きている」というのはまさに至言。

飽食、過食といった誤った食生活は生命力を衰弱させ、結果的に性生活にも負の影響を及ぼしてしまうのです。

だから断食するほど性能力が高まる

断食なくしてED改善なし

断食療養所（奈良県生駒市・静養院）の指導者として高名な寺井嵩雄（てらいたかお）氏は、語ります。

「断食をするほど性能力は強まる」「食べない人ほどセックスは強い」

つまり、精力を強めるには、一に断食、二に断食……なのです。

断食なくしてED改善なし、といえます。

「断食が性能力の回復にも役立つであろうことは、すでに察しがついておられることでしょう。性能力とは、生命力にほかならないのだから、身体の大掃除をし、細胞を入れ替える断食は、性的若返りに役立つていどではない。おそらく、最上、絶妙の回春法なのではないでしょうか。これは、けっして私どもの我田引水ではありますまい。ほかの強精法のように不自然でないこと。天医の力による若返りであることが何よりの長所です」（『断食のすすめ』寺井嵩雄他著、柏樹社）

何千人もの悩めるひとびとを断食療法で救ってこられた方だけに、その明言は真理を語っています。

「静養院に入院したひとたちのなかでも、糖尿病やノイローゼで、まったく不能になっていたのが、わずか一〇日ほどの断食というのに『完全に復活しました！』と、夫婦ともども感涙をしのばせるような礼状をよこしたひとは、枚挙にいとまがありません。〝感涙〟というのはけっして誇張ではないはず。というのは、まだ老いてもいないのにアレができないとは、生けるものの絶望的な悲しみであるはずだからです」（同）

セックスを楽しむなら食わないこと

この著名な断食指導者の証言は、断食の回春効能を証明しているといえます。

「こういうことは『論より証拠』であって、ご自分で（断食を）なさってみればテキ面にわかる。神経をすりへらすこの社会に生きる男性は、四〇歳前後にぜひ一度、成人病予防と回春法をかねて、断食をなさってみることを心からお勧めしたい」

さらに、日ごろからセックスを強くする方法も伝授している。

「たとえば何日も旅館などに居つづけして愛欲にふける男女は、かならずその間、少ししか食べていません」

「その道の達人は、その晩、遊ぶあてがあるときは、宴会の大ご馳走にも少量しか箸をつけないという」

「『小食と正食』こそが、セックスの能力をも強めるのです。体の細い人は強い、大食漢は弱い、などの常識は、深い根拠をもっているわけです。あのほうをじゅうぶんに楽しみたかったら、あまり飲み食いしてはいけない、ということです」（同）

1日1食で劇的な効果が

ファスティングによるこうした効果については、あらゆる断食指導者が断言しています。ファスティングに性能力昂進の効果があるのは、次の3つの要因なのです。

（1）血液の末梢循環の改善
（2）空腹感による生殖本能への刺激

(3)脂血症など生活習慣病の回復

1日1食にしたら、久しぶりの朝勃ちが始まったなど〝喜び〟の声も聞かれます。

男性機能の回復は、生命機能の回復を意味します。

つまり、あらゆる面において、あなたの身体能力は改善、つまり若返ったのです。

さらに、3日断食、延ばして1週間断食……と行なうほどに、性能力は飛躍的に伸びていきます。

ただし、断食中に性欲が昂進することはほとんどありません。

しかし、その絶大な効果は、断食後に福音として、あなたに訪れるはずです。

オトコの老化を遅らせよう

俗に言う、「歯」「目」「マラ」……これがオトコの老化の3大要素。

こればかりは、だれしも避けては通れない。

しかし、止められなくとも、遅らせることはできる。それどころか、ときには逆向きの〝若返り〟ですら、起きることがある。それが〝回春〟です。

しかし、身のまわりの同輩諸兄を見渡すと、相も変わらぬクスリ頼り。男性週刊誌など開けば、まさに各種「回春剤」の広告が花盛り。それだけに、同輩たちの悩みの深刻さが伝わってくる。

しかし、これはさまざまな病気治しに、あれこれクスリを捜し求めるのと同じ愚行でしかない。

病気を治す力を、人間は生まれながらにして備えている。それが自然治癒力だ。

同じように性能力も、生まれながらに持っている。

いわば自然性能力だ。

断食、少食こそが、寺井氏の断言するように最上絶妙の回春法であり、子づくり法なのです。

尿もれに悩むシニア男性に朗報

900万人の男性が密かに悩む？

これもまた中高年男性のシモの悩みです。

それは俗にいう〝おっかけモレ〟。小便をしたあとなのに、もれてズボンにシミをつくってしまう尿もれに悩むのは、男だけではない。

なんと、50歳以上のシニア男性のうち、軽失禁を経験した人は3人に1人にのぼる、といいます。

よく中年女性の悩みで聞かれるのが尿失禁（しっきん）。くしゃみをしたとき、笑ったとき、思わずもれてしまう。中高年女性も3人に1人くらい、この悩みを抱えているという。

専門家によれば「主な理由は加齢による前立腺肥大（ひだい）など、男性なら誰でも起こり得る」とは……。

なるほど、30代の17・8％を皮切りに、50代32・0％、60代33・6％、70代36・0％……と増え続けているのです。

「50歳以上の有症者は900万人ともいわれます」。

これら男性軍の窮状を見越した大手メーカーが、かつて立て続けに男性用「軽失禁」パッドを発売。「男性用さわやかうす型パッド」「THE SMART GUARD」など、恥ずかしがらずに気楽に手に取れるよう細心の配慮がうかがえます。

すでに女性用の軽失禁対策の市場規模は300億円という。

それに続いて男性用の市場開拓をメーカーは狙っています。

頻尿も右肩上がりに増え続ける

尿もれに続いて多い悩みが「頻尿（ひんにょう）」。排尿したつもりでも残尿感があり、また行きたくなる。これを、専門医は「過活動膀胱（ぼうこう）」という病名までつけている。

じっさい、40代以降、その〝有病率〟は、右肩上がりで増えています。

さらに、軽度尿失禁などを含めて、医者はこれらに「排尿機能障害」という病名をつけている。現に「過活動膀胱」を治療するという市販薬すらテレビCMされています。

しかし、おしっこが近いくらいで病気扱いされてもたまらない。

私は尿もれより化学薬剤の副作用のほうが心配になります。

まずファスティングで血行改善

歳をとったら尿漏れする……原因はやはり「老化」です。なんの老化？　それはまずは膀胱括約筋（かつやく）の老化なのです。

老化の原因は、2つあります。1つは、血液の末梢循環障害による老化（退化）です。

つまり、飽食、美食で血液が酸性化し、ドロドロになった状態です。酸素、栄養分が、膀胱括約筋など排尿調節器官に十分に届いていない。だから、括約筋が衰えて排尿調節がうまくいかない。

もう1つは、筋力自体の低下です。

だから、排尿障害を克服する道は2つあります。

1つはファスティングで血液をサラサラにして、末梢循環を回復させることです。

これは、全身組織を若返らせます。その一環として、膀胱括約筋も元気になります。

すると「尿漏れ」「軽失禁」なども改善します。

肛門・下腹を締める・緩める！

筋力低下を克服するもう1つの方法は、筋トレです。あらゆる筋肉は使えば発達する。使わなければ衰える。これが鉄則です。だから、意識的に鍛える。

その秘訣は、まず肛門を強くしめる、ゆるめる。これを繰り返す。これは「骨盤底筋トレーニング」と呼ばれるもので、専門医も勧めています。

コツは、おへその奥の臍下丹田（せいかたんでん）に意識を集中して、腹筋も上下させて行なうことです。

この筋トレは電車に乗っているとき、歩いているときでも可能です。

クセにすると男性は、おまけで腹筋まで強化され、縦に割れた理想的な腹筋になります。

女性は、肛門の括約筋と尿道・膣（ちつ）の括約筋は8の字で繋（つな）がっていますから、排尿障害の改善とともに、膣の括約筋もギュッとしまるようになります。

これは、男性パートナーにとっても福音ですね。（参照『元気になりたきゃ、お尻をしめなさい』日本文芸社）

認知症も、脳の血流促進・排毒で改善

高齢者の4人に1人という衝撃

認知症患者が急増しています。正常だった脳の知的機能が低下していくのです。

65歳以上の高齢者のうち、認知症は推計15％で、２０１２年の時点では４６０万人にのぼることが明らかになっています。（厚労省・２０１５年発表）

また、認知症になる可能性がある軽度認知障害（ＭＣＩ）も４００万人いると推計されています。つまり、65歳以上の高齢者の４人に１人が認知症および予備軍になるわけです。

もっとも多いのが「アルツハイマー型認知症」と「脳血管性認知症」です。

この2つで認知症全体の80～90％を占めます。

前者の「アルツハイマー型認知症」は、脳が萎縮し、脳細胞が消失していく病気です。脳にあるアミロイドβというタンパク質が大脳皮質に沈着し、徐々に脳神経細胞を変性していくのです。この異常タンパク質は、健康な人でも持っています。

ふつうは酵素の作用で分解されてしまいますが、脳に傷があったり、活性酸素が過剰に存在したりすると、その異常なタンパク質が大脳皮質に沈着しやすくなってしまうのです。

後者は、脳梗塞(こうそく)など脳の血流障害で発症します。脳梗塞は血管が詰まり、脳出血は血管が破れて神経細胞などが圧迫される。こうして脳機能が破壊されることで起こります。

脳のデトックス効果で改善

「脳血管性認知症」――「断食をして宿便を排泄(はいせつ)すると、脳卒中などの血行障害による病気が改善し、脳卒中によるマヒが改善してくれる人はたくさんいます」(『奇跡が起こる半日断食』甲田光雄著、マキノ出版)

断食により血行障害が改善する理由は2つあります。

1つは互いにくっついた赤血球(連銭形成)をバラバラにし、血がサラサラになるからです。もう1つは、血管内に沈着した滓（アテローム）が断食によって自己浄化（融解）されるからです。

血流が改善すれば、「脳血管性認知症」も改善されます。

もう1つの「アルツハイマー型認知症」における脳神経細胞の変性は一種の異常な老化現象です。

甲田医師は「痴呆は宿便が影響している」と言います。

宿便は、全身を巡る体毒の源です。その体毒が脳細胞に沈着して、脳の老化、退化を促進していると考えられます。

断食は、宿便を排泄すると同時に、身体全体にたまった体毒も体外に速やかに排泄します。

すると、脳神経細胞に沈着した毒物も排毒され、アルツハイマー型認知症でも、改善の可能性があります。断食には脳のデトックス効果があるからです。

ガンは血液浄化装置、断食で排毒すれば消える

ガンの根本原因は食べ間違い

「癌（がん）」という字をよく見ると、品物の山に病だれ……。

つまり、「食品を山ほど食べればガンになる」。ガンの根本原因は過食です。

さらには、誤食。つまりは「食べまちがい」。

これらは体内に代謝できない毒素を蓄積する。これが体毒です。

また、ガンの大きな原因の1つが悩み過ぎ。

苦悩は、体内にアドレナリンなどの有毒ホルモンなど、各種の毒物を発生させます。

さらに、ガン原因として環境汚染物質もある。有毒化学物質、環境ホルモン、重金属などなど。

これらも、体内に侵入して体毒として蓄積される。

これら体毒が、身体中を巡ったらどうなるでしょう。

血液はたちまち腐敗していう。これが敗血症です。

発症すると1週間以内に死亡することも。だから、身体はまず敗血症という最悪の事態を回避するために、体内に血液浄化装置をつくって延命しようとします。それは、一番弱った臓器や器官が犠牲になって引き受けます。これが、ガンの正体です。

ガンの出現には意味があったのです。それは、緊急的に血液を浄化して、できるだけ人体を延命させる。

だから、ガンの存在理由は、生命の延長装置です。

ガン腫は、全身の汚れを引き受ける〝ゴミ袋〟の役割を果たすのです。

断食の自己浄化でガン消滅

それでは、ガンを治すには、どうしたらいいでしょう？

かんたんです。ガンの役目を終わらせてやればいいのです。つまり、血液をきれいにしてあげる。すると、体毒を引き受ける〝ゴミ袋〟もいらなくなります。

なんとシンプルなことでしょう。

血液を浄化する。そのもっとも有効な手段がファスティングです。

ファスティングで食を断つと、その消化エネルギーはすべて免疫(めんえき)と排毒エネルギーに向けられます。

免疫力は体内の異常を改善します。

排毒エネルギーは臓器、器官、組織から細胞内にまで蓄積した毒物を排毒していきます。

その根本にあるのが各細胞の自己浄化機能です。

身体はこうしてファスティングで自己浄化(セルフクリーニング)されていくのです。

ガンになる生活をやめろ!

ただし、断食だけでガンが治るわけではありません。

タバコ、トランス脂肪酸、酸化した食べ物、糖化した食べ物、加熱食だけの食生活、低繊維食、強いストレス、高脂肪食、重金属摂取、毒性添加物摂取、夜食の習慣、過食、酒の飲みすぎ、電磁波被曝、リノール酸過多、残留農薬、食後すぐ寝る、肥満、運動と日光の不足、塩分過剰……。

こうしたガンになりやすい生活を根本から改善しないと、ガンは治らない。

さらに、安保徹医学博士は、ガンを治す自然な〝3大療法〟を提案しています。

それは「笑うこと」「食事を改める」「身体を温める」。

――以上の生活改善を基礎として、ファスティングを実践すれば、ガンを退治できるはずです。

人生の理想・長命を若々しく生きるためには、気づきと実行がカギとなるのです。

第 5 章

偉人、
才人は、
みーんな少食です

天才の条件は少食&菜食だった⁉

暴飲暴食、酒池肉林の末路

「大男、総身に知恵が回りかね……」

これは大食漢を揶揄(やゆ)した警句です。

「暴飲暴食、万病の元」

これはもはや言うまでもありません。

それは自然の摂理に反する生き方だからです。その真理は、本書の読者なら十二分に理解いただけるはずです。

「餓鬼道(がきどう)」とは仏教用語ですが、まさに食欲のみに溺(おぼ)れた生き方を指します。

「酒池肉林」。これは飽食美食、贅(ぜい)の極みの酒宴を表す。

「酒を以て池となし」「肉を懸けて林となす」という古代中国の故事で、殷の紂王という暴君が催した宴の情景です。

つまり大量の酒で池を作り、肉の塊を吊るして林とした。さらに、紂王は「男女を裸にして、酒池肉林の間を追いかけっこさせたりして、幾日も酒宴を続けた」というから、まさに狂乱の宴です。その末路が暴飲暴食の果ての万病苦なのです。

「腹四分で神に近づく」

さて、古代から続く心身科学のヨガ――そこには次のような至言があります。

「腹八分で医者いらず」「腹六分で老いを忘れる」

「腹六分で老いを忘れる」は、１９９９年に発見された長寿遺伝子で、その謎が解明されました。

「腹四分で神に近づく」は、さらにその奥にある真理です。

つまり、ファスティングは、心身を神のステージに近づけるのです。

神のステージとは、いったい何でしょう？

それは、心身のもっとも理想的な調和のとれた状態です。

言い換えると、精神も身体ももっとも高度な能力を発揮できる状態といってよいでしょう。精神と身体の能力を最高レベルにまで到達させた人々……それを、私たちは偉人と呼び、天才と呼んできました。

そして、彼らに共通するのは少食者であった、という事実です。

それと、もう1つ。彼らの多くは菜食主義であったのです。

IQが高い子ほどベジタリアンに

イギリスの大学の調査報告によれば、IQの高い子ほど、将来ベジタリアン（菜食主義者）になる確率が高いという結果が出ています。

じっさいに歴史上の人物で見てみると、偉人、天才と呼ばれる人たちの多くがベジタリアンで、かつ少食なのです。

実際に少食のベジタリアンだったとされる人物たちの名前をあげてみましょう。知っている名前ばかりのはずです。

▼仏陀（紀元前5世紀頃）／モーゼ（紀元前13世紀頃）／イエス・キリスト（紀元前4？～30年？）／ピタゴラス（紀元前570？～紀元前496年？）／ソクラテス（紀元前

470?～紀元前399年）／プラトン（紀元前427?～紀元前347年）／アリストテレス（紀元前384～紀元前322年）／カント（1724～1804年）／レオナルド・ダ・ヴィンチ（1452～1519年）／ソロー（1817～1862年）／ルソー（1712～1778年）／ダーウィン（1809～1882年）／シェイクスピア（1564～1616年）／ニュートン（1642～1727年）／リンカーン（1809～1865年）／シュバイツァー（1875～1965年）／アインシュタイン（1879～1955年）／ガンジー（1869～1948年）／マーク・トウェイン（1835～1910年）／H・G・ウェルズ（1866～1946年）……などなど。

著名ミュージシャンもベジタリアンばかり

さらに興味深いのは、ミュージシャンにベジタリアンが多いことです。

たとえば、ビートルズは、ジョン・レノン、ポール・マッカートニー、リンゴ・スター と、（ガンで亡くなったジョージ・ハリスン以外）全員ベジタリアンなのです。

ちなみにジョン・レノンの妻であるオノ・ヨーコもそうでした。

さらに、有名なのは、マイケル・ジャクソン、カルロス・サンタナ、ボブ・ディラン、スティーヴィー・ワンダー、マドンナ、ホイットニー・ヒューストン、ミック・ジャガー、エルトン・ジョン……あげているとキリがないほどです。

ジョン・レノンの食卓に並んだのは玄米や野菜のみだったといわれます。それにくわえて自分で焼いたパン。一時期は砂糖も一切断って粗食に徹していました。

さらに、彼は40日間にわたるジュースのみの断食も実践しているのです。

ハリウッドはベジタリアンの聖地だった！

映画俳優に目を転じても、とりわけハリウッドには驚くほどベジタリアンが多いことがわかります。
▼クリント・イーストウッド／トム・クルーズ／リチャード・ギア／ブラッド・ピット／デニス・ウィーバー／デミ・ムーア／ダスティン・ホフマン／ポール・ニューマン／キム・ベイシンガー／ジュリア・ロバーツ／キャメロン・ディアス／ナタリー・ポートマン／レオナルド・ディカプリオ……。
こうなるとベジタリアンでないスターを探すほうがむあうかしいともいえるでしょう。

それでは、まず歴史をさかのぼって、天才、偉人の「食」をめぐってみましょう。

世界の賢人も1日1食

完全菜食者ピタゴラス

世界3大賢者の1人――こう称えられるのがピタゴラス（紀元前570?～紀元前496年?）です。

古代ギリシアの数学者であり哲学者。

「ピタゴラスの定理」といえば、学校で習った記憶があるはずです。彼は元祖ベジタリアンとしても知られます。

その食事はシンプルで、果物、野菜、穀物、ハチミツだけで暮らしていたといわれます。むろん少食で、1日2食に分けてとっていたと伝えられます。

その中身とは――。

ふだんは、黒パンとハチミツで朝食を済ませ、夕食は生野菜のみです。とくにレタスを好んだといいます。

これは、実質、1日1食ですね。

「とられた魚を湖に帰してやるため漁師にお金を渡した」というエピソードも伝えられています。今でいう完全ベジタリアン（ビーガン）だったのです。

一説には厳格な食事のゆえに100歳以上の長寿を全うしたと伝えられます。

この元祖ベジタリアンから強く影響を受けたのが、哲学者プラトン（紀元前427?～347年?）です。

菜食で聖性、肉食で獣性

プラトンは一生の間、1度も肉も魚も口にしなかった、と伝えられます。

「神は人間の身体に栄養を施すために、木と植物と種を創造された」

さらに彼は「肉食が始まったことで、戦争が始まるようになった」と説き、「菜食主義が理想国家のモデルである」と諭しました。

彼の食事は、大麦粉をこねた菓子、小麦粉で焼いたパン、塩、オリーブ、チーズ、野の花や野菜の煮物、デザートはイチジク、エンドウ、空豆を理想としていました。

ちなみに、ベジタリアンという言葉は近代になって生まれた言葉です。

19世紀半ば以前には、〝ピタゴリアン〟と呼ばれていました。

前述のピタゴラスの食事こそ、人類のもっとも理想的な食事と考えられます。

果物や野菜には抗酸化力がアップするファイトケミカルが多く含まれ、血液を理想的なサラサラのアルカリ性（アルカローシス）に保ちます。

これによって脳波はベータ波からアルファ波やシータ波に変わります。

アルファ波は心身の平安をもたらし、シータ波は記憶力などの知的レベルを高めます。

ぎゃくに肉食など動物食は、血液を酸性（アシドーシス）に傾けます。

血液はドロドロになり、性格は残忍で攻撃的になります。動物食は聖性ではなく獣性を高めるのですね。

不殺生、非暴力、ガンジー

インド独立の父・ガンジー（１８６９～１９４８年）も菜食主義者でした。

ヒンズー教の家に生まれた彼は、もともと肉食は禁じられていたのです。

ヒンズー教の原則は不殺生、非暴力です。

若きガンジーは留学先のロンドンでいろいろ食事の実験を行なった結果、ベジタリアンという〝結論〟に到達したのです。

彼は日頃の食事は、トマト、バナナ、リンゴ、オレンジ、ブドウ、アーモンド、ココナッツ、クルミ……見事なばかりの完全菜食主義者（ビーガン）の食事ぶりです。

そして、モットーは「食事は必要最低限であるべき」。

その食事量は、まさに微少食。1日1食といっていいほど少食だったのです。

さらに、彼はヒンズー教徒とイスラム教徒の和解を願って、21日間の断食行を完遂しています。

同様に聖女として称えられるマザー・テレサ女史も、超少食であったことが知られています。

ミケランジェロもダ・ヴィンチも少食＆菜食

動物を殺す、人間を殺す

「私は楽しむための食事は一切しない」

こう断言し、それを貫いたのがイタリア・ルネッサンス時代の大芸術家、ミケランジェロです（１４７５〜１５６４年）。

大画家にして大彫刻家、さらに詩人であり建築家でもありました。

日々の食事は、極めて粗食。そして、たまにワイン、チーズを口にするくらいだったそうです。彼は当時としては長寿の89歳の天寿を全うしています。

大芸術家イコール少食＆菜食主義といっても過言ではなさそうです。

なぜなら、ミケランジェロに比肩する大天才、レオナルド・ダ・ヴィンチもベジタリアンとして有名です。

「私は、かなり若いころから動物を食べるようなことは、絶対にしなかった」

「動物を殺すことは人間を殺すことと同じである」

「人間がこの事実を認識する日は、いつかきっとくるだろう」

彼は自然と芸術を愛し続け、あらゆる存在の中に〝生命〟を見いだしてきた。だから〝生命〟を貪(むさぼ)る動物食を受け入れることはできなかったのでしょう。

まさに完全無比のビーガンといえます。

菜食は健康と長寿にベスト

ロシアの文豪トルストイ(1828~1910年)も、やや遅ればせながら59歳にして肉食をやめています。

「人々は『動物食を神が許した』と信じている。その結果、罪悪心を感じることなく動物を食べている。しかし、これはまちがいである。動物も人間と同じように哀れみ、殺してはならない。それは人間の心の中に書き記されている真理である」

思想家バーナード・ショー（１８５６～１９５０年）は94歳の長寿を全うしています。菜食主義であった彼は、老境に面白い言葉を残しています。

「……私は現在85歳だが、これまで同様、元気で仕事をしている。もうかなり長生きした。そこで、そろそろ死のうかと思っているが、なかなか死ねない。ビーフステーキを食べれば、ひと思いに死ねると思うのだが……。私には、〝動物の死体〟を食べるような趣味はない。自分が永遠に生きるのでは……と思うと、空恐ろしい。これは、菜食主義の唯一の欠点じゃな（笑）」

特殊相対性理論で知られるアインシュタインも菜食主義で有名です。

「……菜食は情緒面の変化と浄化をもたらします。それらは人類への多大な恵みなのです。菜食は人類に、より大きな幸福と平和を授けます。人類は菜食をすべきです。ベジタリアンになることほど健康と長寿に有効な方法はありません」

小食を是とした日本の偉人たち

「食は飢えぬほどでよし」

それでは、日本国内に目を転じてみましょう。

やはり、偉人、才人といわれるひとびとの多くが、少食、菜食なのです。

たとえば、茶道で侘び寂びを極めた千利休（1522～1591年）は、きっぱり言い切っています。

「食は飢えぬ程度で十分」。さらに、こう続きます。「家は雨が漏らねばよし」。

この簡素の精神は、利休が主催した茶会で供せられた懐石料理に表れています。

一汁二菜。多くても三菜と質素なものです。

さらに素材には、あまり手をかけない。旬の持ち味を活かす。

それだけの調理法に徹しました。

利休はどんな賓客が来ようとも、この粗食の哲学を貫いたのです。

豪勢なご馳走振る舞いなどは、侘び寂びの美学に反すると考えていたのでしょう。

利休はそれまで禅の修行を積んでおり、「茶禅一如」の境地に達していたのです。

70歳のとき、仕えていた秀吉の不興を買い、切腹を命じられ、非業の死を遂げた利休。
絢爛豪華を好み、総金張りの茶室を拵える秀吉と、その感性が合わなかったのも当然といえます。

納豆汁で１０８歳の天海翁

歴史上の人物で、もっとも長命なのは江戸初期の天海和尚でしょう。

徳川家康の知恵袋とも呼ばれ、その天下取りに大きな貢献をしました。

家康が75歳で世を去ってからも、秀忠、家光と、計３代の将軍に仕え、１０８歳で大往生を遂げています。

じつは、歴史研究家の間では、天海＝光秀説が深く囁かれています。

定説では本能寺の変で織田信長を討ち取った明智光秀は、その後、秀吉に敗れ、落ち武者狩りの百姓の竹槍に倒れたとされています。

しかし、じつは討たれたのは身代わりで、光秀は密かに生き延び、名を天海と改め、僧侶として家康に仕え、江戸幕府盤石の礎を支えた、というのです。

私は、こちらを真説ととらえます。

なぜなら警視庁で筆跡鑑定を務めていた人物が、古文書の両者の筆跡を精査し、同一人物と断じているからです。

閑話休題――。

数奇な運命にも増して、刮目すべきは天海上人の長命長寿です。

やはり、この傑物は、少食（ファスティング）こそ大長命の秘訣であることを明かしています。家康から長生きの秘訣を尋ねられた折に、以下のように和歌で答えているのです。

――長寿は、粗食、正直、日湯、だらり、時おり、下風、あそばされかし――

日湯とは、毎日、湯治すること。だらりは、ゆったりくつろぐこと。ちなみに下風とは、オナラのこと。腸を快調に保ちなさい、という意味でしょう。

ここには、まさに長寿者の達観の境地があります。

ちなみに天海の粗食とは納豆汁のこと。大好物で、冬になると、毎日のように熱々の納豆汁を賞味したと伝えられています。

そして、天海は死の直前まで記憶力の衰えを見せず、座禅をしながら微笑さえ浮かべ、座ったままで息をひきとったといいます。

ここには現代人がうらやむピンピンコロリの究極の形があるといえるでしょう。

食事による「開運法」を見よ

「人の運は食にあり」

こう大悟したのは、江戸時代中期の思想家、水野南北（みずのなんぼく）です（1760〜1834年）。

彼はこう宣言します。

「われ衆人のために食を節する」

以来、1日に麦1合5勺（しゃく）と、麦飯に徹した。酒は1合を上限とし、「米のものは餅すら食さず」という徹底ぶり。副食は1汁1菜。このように自ら節制した結果、晩年は

「屋敷一丁四方、蔵七棟に及ぶ産をなした」と伝えられます。

南北は、観相家の大家でもあり、仏教、儒教にも深く通じていました。

彼は「幸運を招来する法」を書き残しています。それは、まさに食事と人生を洞察した「養生法」であり「開運法」なのです（『偉人・天才たちの食卓』佐伯マオ著、徳間書店）。

●少食の者は、死病の苦しみや長患いがない。
●人格とは、飲食のつつしみによって決まる。
●食を楽しむ、というような根性では成功は望めない。
●酒肉を多く食べて、太っている者は生涯、出世栄達なし。

――現代人でも、耳が痛い、という人は多いでしょう。

つまりは、南北の教えは、今でもまったく通用するということなのです。

南北は「自分が望む一業を極める」ためには、まず「毎日の食事を厳重に節制する」ことを勧めています。

そして「大願成就まで、美食を慎み、自分の仕事を楽しみに変える」ように戒めています。すると、そのとき「自然に成功する」と道を説くのです。

「吉」「凶」は食で決まる

水野南北は秀でた観相家として、そのひとの「吉」「凶」を鋭く見抜いています。しかし、もって生まれた人相だけが、そのひとの運勢を決めるのではない。それよりなにより大切なものが「食生活」だと、重ねて強調しています。

●食事の量が少ない者は、人相が不吉な相であっても、運勢は「吉」。それなりに恵まれた人生を送り、早死にしない。とくに晩年は「吉」。

●食事がつねに適量を超えている者は、人相学上からみると吉相であっても、物事が調いにくい。手がもつれたり、生涯、心労が絶えない。晩年は「凶」。

●つねに大食・暴食の者は、たとえ人相は良くても運勢は一定しない。もし、その人が貧乏であれば、ますます困窮し、財産家であっても、家を傾ける。

●大食・暴食して、人相も「凶」であれば、死後、入るべき棺もないほど落ちぶれる。

●つねに身のほど以上の美食をしている者は、たとえ人相が「吉」であっても、運勢は「凶」。美食を慎まなければ、家を没落させ、出世も成功もおぼつかない。

●まして、貧乏人で美食する者は、働いても働いても楽にならず、一生苦労する。

●つねに自分の生活水準より低い程度の粗食をしている者は、人相が貧相であっても、いずれは財産を形成して長寿を得、晩年は楽になる。

――結論からいえば「食」を節するほど人生は富み、「食」を奢(おご)るほど人生は貧す。

「飽くほど食らうなかれ」「貧しき者は幸いなるかな」と、山上の垂訓で説いたキリストの教えにも通じるように思えます。

とにかく、南北の処世訓は、じつに具体的でわかりやすい。おおいに教訓としたいものです。

おなじみのあの人もこの人も！

意外にやっている、ファスティング

前著『やってみました！　1日1食』では、タモリさんや、ビートたけしさんなど有名人に1日1食主義が広がっていることを紹介しました。

その他、千葉真一さん、水谷豊さん、京本政樹さん、福山雅治さん、ＧＡＣＫＴさん、岸谷五朗さん、元ピンク・レディーの未唯ｍｉｅさん、女優の木村多江さんなど、数多くの芸能人の方が実践していることに驚かれたでしょう。

とくに少食派、ファスティング実践者を加えると、数えきれないほどの有名人がやっているのです。

ここからは、長命を達成した、みなさんにもおなじみの少食者たちを紹介しましょう。

「世界の真珠王」の超少食長寿法

「うどん屋の倅（せがれ）」から「世界の真珠王」へ――。

志摩国（三重県）で、うどんの製造販売をしていた御木本幸吉（みきもとこうきち）（1858〜1954年）のサクセスストーリーを表す言葉です。

御木本幸吉は、半円形の真珠の養殖に成功。1905年には、真円真珠の養殖にも成功し、「世界中の女たちの首を真珠で飾ってみせる」と養殖真珠の事業に乗り出しました。

そのとき、すでに50歳。遅咲きの挑戦でした。

それでも、事業を成功させ、〝ミキモト・パール〟は世界中の絶賛を浴び、96歳の長命を得たのは、徹底した健康管理をみずからに課していたからです。

彼は、それを「御木本式健康8カ条」と名づけ、終生、実践し続けたのです。

その中でも、粗食、少食は徹底していました。

●60歳まで：主食は麦飯3杯。サツマイモ1個。

●61歳から：主食は麦飯1杯、副食は、朝は味噌汁1杯と生卵1個、昼は野菜もの、夜は魚または鶏肉と梅干し1個。
●90歳から：食事はより少食、質素に。野菜が減った分オレンジを毎日食べた。

さらに、「酒・タバコは厳禁」「夏冬、冷暖房機器に頼らず」「夜の宴会などもってのほか」「いつでも夜10時就寝」「ストレス解消は大ボラを吹くこと」……。

とくに、幸吉の「大ボラ話」は有名で、作家の源氏鶏太（げんじけいた）は「これぞ、ストレス解消法。長寿の決め手」「幸吉のホラは、自分の理想をしゃべっている」と事業家としてのロマンと評価しています。

彼は、長寿の秘訣をこう語っています。

「若いころは暴食したが、初老期からは粗食と少食に徹した。ご飯に味噌汁、サツマイモが中心で、小魚と葉類が副食だった」

湾岸戦争への抗議でハンスト

瀬戸内寂聴（せとうちじゃくちょう）さん（1922年〜）は1991年、湾岸戦争に抗議して、7日間の断食というよりハンストを決行、7日目には病院に担ぎ込まれました。

不思議なもので、その断食がきっかけで、ニンジン、トマトなどが嫌いだった偏食が治ってしまったのです。

2001年、79歳のときに、2回目の断食を行なう。これまた、実質アフガン戦争に抗議してのハンストでした。3日間、断食を続けた。

そして、50年間、夜中も1人で小説を書く生活。自然と食事も1日2食ほどの少食になっていました。

かつて「文藝春秋」に、先輩作家、宇野千代さんへの追悼文を寄せています。

「宇野千代さんは、九十八歳で亡くなられたが、八十歳過ぎから、

『何だか私、死なないような気がする』

と言いだされていた。女と芸術家には年齢がないといって、御自身も八十歳頃までは年齢を口にされなかった。

人間は自然に従い無理をせずに暮せば、百二十歳までは生きることが出来る。自分もそれまで生きたい。長生きすれば、秋の木の葉が自然に散るように、何の苦痛もなくはらりと死ねるからだとも言われていた」（以下略）

宇野千代さんは、数え年白寿、98歳で逝った。死に顔は70歳くらいの美しさだった、

と瀬戸内さんはつづる。

20歳の寂聴さん、「20日断食」が原点か？

若いころ、つくづく鏡を見て、「美人薄命」とは縁遠いと気づいた――、というくだりが笑わせる。

「……子供の時はひ弱かったが、成長するにつれ元気になり、二十歳の時、二十日間の断食療法を決行して以来、体質改善がされ、健康体になった。断食は長生きしたくてしたわけでなく、たまたま見合の結果婚約が整ったので、愛する未来の夫のため、少しでも医料の迷惑はかけまいというういじらしい心根からの発案であった」

瀬戸内さんが若いころに断食療法を受けていたとは、初耳です。

現在の長命の原点は、この断食行にあるのではないでしょうか。

その後の断食（ハンスト）も、健康におおいにプラスになったはずです。

20日におよぶ断食は、たまたま新聞で見つけた断食寮に入って行なった。

当時はまだ、断食道場が一般的だったようです。

「二十日の完全断食をすると、後二十日かけて元食（もとしょく）に還る。都合四十日間の入寮生活である。出山釈迦像とそっくりに骨と皮になった自分の姿を鏡で見た時は、果たして元の体に還るかと恐怖を覚えたが、無事に前より倍肉づいた体になった」

以来、彼女は驚嘆するほどの健康体で生き続け、旺盛な執筆活動を続けている。

「あまり丈夫なので、度々健康の秘訣など問われる。うるさいので『元気という病気です』と答えるようになった」。

さらに、こう答えるという。

「死なない病気です！」

人生の節目の断食（ファスティング）が、生命力にスイッチを入れたのでしょう。

第6章

クスリはファスティングでやめられる

あなたには〝100人の名医〟がついている

クスリはそもそも〝毒〟である

「クスリは〝毒〟だ！」

何度も耳にしたはずです。

医者も言います。

「クスリは〝毒〟です」

そして、医者はこう続けます。

「まあ、一生飲み続けることですね……」

患者も、納得して静かにうなずきます。

日本中のどこの病院でも見られる光景です。

しかし、なんとも不思議なやりとりというしかありません。

病気を治すはずの医者が、患者に〝毒〟を勧め、患者は、それに感謝している……。

現代医療の中枢とは、薬物療法です。

つまり「クスリで病気を治す」という発想です。あなたも、これまで「クスリは病気を治すもの」と思い込んできたでしょう。

ところが、真に病気を治すものは、クスリではなかったのです。

「人間は、生まれながらにして身体の中に100人の名医がいる」

これは古代ギリシアの医聖ヒポクラテスの箴言(しんげん)です。

100人の名医とは、体内に生来備わった自然治癒力のことです。

自然治癒力を働かせる原理が、ホメオスタシス（生体恒常性維持機能）です。これは単細胞生物から多細胞の高等生物まで、あらゆる生命体に備わった機能です。

そして、この自然治癒力を最大限引き出すのがファスティングなのです。

生体は、つねに正常な状態に戻ろうとする働きが備わっています。

たとえば、人間の場合は体温が典型です。常に36・5℃を保つ作用があります。

真夏の猛暑では汗がダラダラ出ます。それは、発汗して、水分の気化熱で身体を冷まし、体温の上昇を防ごうとする仕組みです。

ぎゃくに、雪山など厳冬下では、身体はガタガタ震えます。

それは、筋肉を小刻みに動かし、血行を促進して体温を上げようとしているのです。

発汗も、震（ふる）えも、本人の意思とは関係なく起こります。

これが、ホメオスタシスの働きです。生命は、自ずから正常を目指す。つまり、生命には「正しい状態」に戻る〝意志〟があるのです。

その〝意志〟を与えてくれたのは、いったいだれでしょう？

それは、生命を生み出してくれた大自然であり、大宇宙です。

それを、古代よりひとびとは〝神〟あるいは〝仏〟と呼んで崇（あが）めてきたのです。

このホメオスタシスが作動させる具体的な力が自然治癒力です。

自然治癒力を教えない医学狂育

ところが、驚いたことに、近代医学（西洋医学）は、この自然治癒力を完全に黙殺してきたのです。

あなたは信じられますか？

現代でも大学医学部には、自然治癒力を教える講座は1時間もありません。それどころか現代医学のバイブルといえる『医学大辞典』（南山堂）を開いてみると「自然治癒力」という項目はどこにも見当たりません。

なぜ、大学医学部で、生命の基本原理である自然治癒力をまったく教えないのか？「患者がほっといても自然に治るなんてことを教えたら、医者もクスリ屋もおまんまの食いあげだ！」と呵々大笑した高名な医者もいました。

この一事をもってしても、近代から今日に至る現代医学は、狂っているのです。

その医学教育（狂育！）は、学生に徹底して「病気を治すのはクスリであり、医術である」と教えるのです。

つまり医者と病院しか病気を治せない（！）と、医学生の頭に徹底的に叩き込みます。ファスティングの効能など教えるはずもありません。

だから、「病気が自然に治ることなどありえない」と盲信した医師が大量生産され続けてきたのです。看護師もそうです。

ちなみに自然治癒力を教えないのは、世界の大学医学部どこでも同じ。だから、私の親しい治療師がアメリカの医師たち約２００人に「ホメオスタシスを知っているか？」

と尋ねたら、ドクターたちはだれ1人知らなかったといいます。

こんな逸話があります。

アメリカの良心の医者、ロバート・メンデルソン医師のところに、親しい友人の医師が相談しにきたという。

「ぼくは医師として、なんとか人類に尽くしたい。どうしたらいいだろう？」

メンデルソンは、迷わず答えた。

「医者をやめることだね……」

西洋医学の大きなかんちがい

「症状」は「病気」の治癒反応

現代医療の中心柱である薬物療法について、何がまちがっているのか見てみましょう。

私は、自然治癒力のメカニズムを振り子を使って表しています（次ページ図参照）。

これを「命の振り子」と名づけました。真下に引っ張る重力が自然治癒力に相当します。

病気や怪我などの異常な状態に生体が置かれると、振り子は一時的に傾きます。

たとえば、風邪(かぜ)という「病気」にかかったとします。

このとき〝発熱〟〝咳(せき)〟〝鼻水〟〝下痢(げり)〟などの「症状」が出ます。

これらは、「病気」を治す方向に作用しています。つまり、自然治癒力の現れです。

「発熱」は、体温を上げてウイルスなど病原体を殺し、弱らせるためです。さらに、体

命の振り子・自然治癒のメカニズム

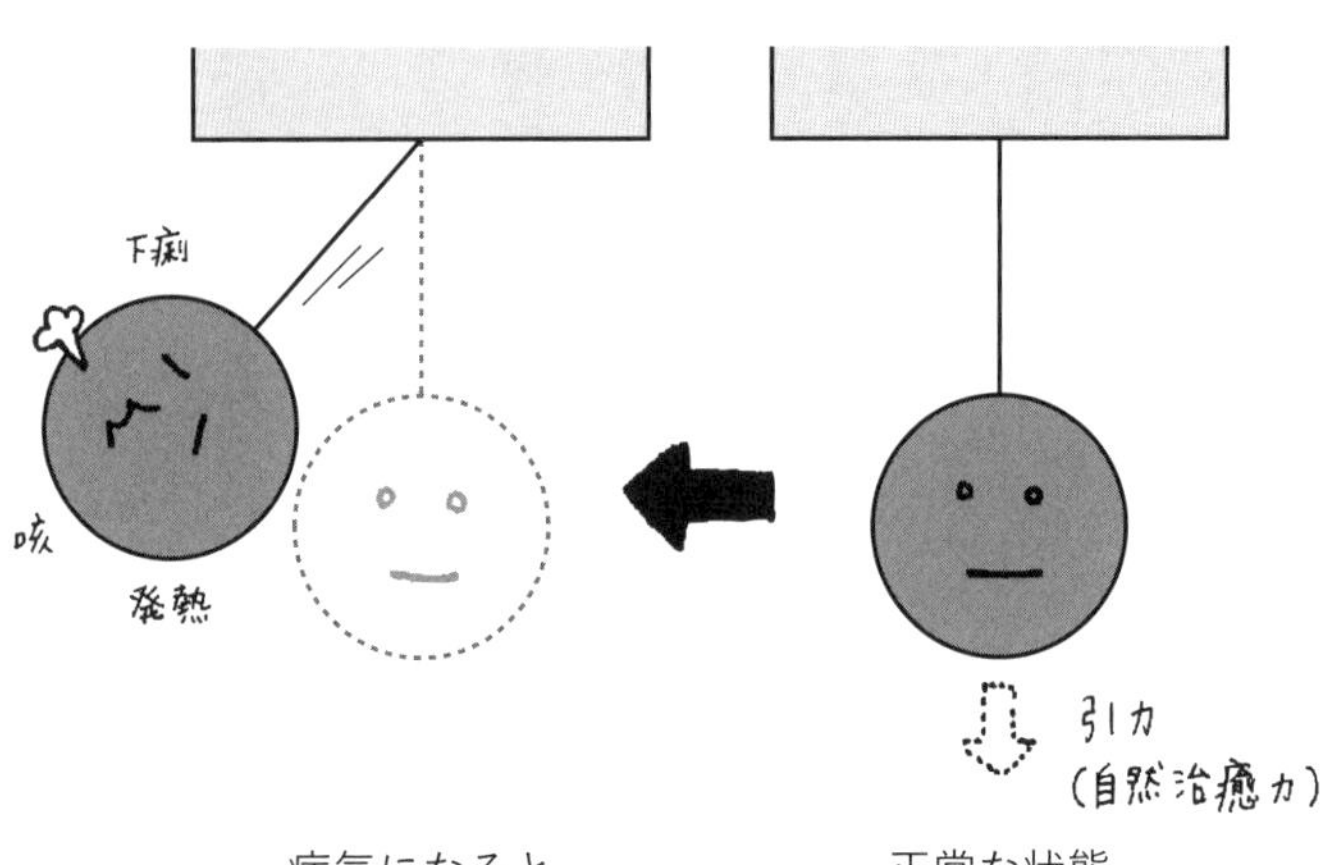

病気になると
自然治癒力で
正常に戻す力が働く

正常な状態

温を上げることで免疫力を高めます。

〝咳〟〝鼻水〟〝下痢〟などは、病原体の毒素を速やかに体外に排泄するための「症状」です。

このように「症状」とは「病気」を治すための「治癒反応」なのです。

その「治癒反応」によって、「振り子」は速やかに正常な位置に戻ります。

だから「治癒反応は妨げてはいけない」（安保徹博士）のです。

東洋医学では、「症状」は「病気」の治る過程の現れと位置づけています。

つまり、「症状」と「病気」は別物ととらえているのです。

しかし、西洋医学では、この「症

状」1つひとつを「病気」とみなしているのです。

たとえば、風邪という「病気に」にかかったとき現れる「症状」(治癒反応)を、個々に「病気」とかんちがいして、治療しようとする。

これは、西洋医学(現代医学)の致命的過ちといえます。

治癒反応を止める「対症療法」

つまり、西洋医学は風邪という「病気」で現れる「治癒反応」の〝発熱〟〝咳〟〝鼻水〟〝下痢〟などの個々の「症状」を〝病気〟と勘違いして、薬物療法を行なう。

それが、現代医学なのです。

だから、それぞれの「症状」に応じて、〝解熱剤〟〝鎮咳剤〟〝鼻水止め〟〝下痢止め〟のクスリを投与します。それが〝治療〟だと薬剤師も医師も看護師も信じきっています。みじんの疑いも抱いていないのです。

だから、薬物療法は個々の症状に対抗するため、「対症療法」と呼ばれます。

真の「病気」を治すための「治癒反応」を止めようとして、薬物を投与するのです。

すると、「命の振り子」は、どうなるでしょう?

クスリに潜む、5つの仕掛けワナ

クスリの〝5大欠陥〟

薬物療法には、5つのワナが仕掛けられています。

それらは、逆にクスリに秘められた〝5大欠陥〟をありありと浮き彫りにします。

① 逆症療法

西洋医学は、個々の「症状」（治癒反応）を、「病気」とかんちがいして、対症療法として個々の「症状」に対して投薬治療を行ないます。

それらは、「命の振り子」を治癒反応（症状）とは逆向きに押し返します。

それは、「重力」（自然治癒力）に反する行為です。だから、それは別名「逆症療法」

と呼ばれます。

すると、「命の振り子」は傾(かたむ)いたまま、固定されてしまいます。なるほど、「逆症療法」ですから〝発熱〟〝咳〟〝鼻水〟〝下痢〟などの「症状」は打ち消されます。

しかし、「振り子」は、傾(かし)いだまま。つまり「病気」は固定化されたのです。「症状」は消えても「病気」は消えていない。

こうして、「病気」は慢性化し、悪性化していきます。

しかし、西洋医学では、「症状が消えた」＝「治った」と解釈（誤認）するのです。

それは、別名、最大の仕掛けワナでもあります。

なぜなら、患者には「治った」と誤認させて、さらに潜在的に、「病気」を悪性化、重症化できるからです。すると、さらに医薬・医療市場は深く、広く、〝開拓〟できます。医療利権にとって、こたえられない仕掛けワナの第一歩です。

② 毒物反射

クスリは本来毒物です。体内に〝毒〟が入ると、体中の臓器、器官、組織が、毒物に対して、生理的に反射します。これが毒物反射です。

たとえば、Aという〝毒〟が体内に入ると、循環器系が反射して、血圧が下がったとします。これは、まさに血管などが、〝毒〟の攻撃に耐えようとして反応したにすぎません。

しかし、製薬会社は「Aを投与したら血圧が下がった！」と大喜び。

「これは、降圧剤に使えるぞ！」。

手続きを経て、毒物Aを「血圧降下の効能アリ」と「降圧剤」として厚労省に認可申請します。これで、「降圧剤A」のできあがり。

これが単なる〝毒〟がクスリに化ける仕組みです。この毒反射で、血圧が下がる作用を、製薬メーカーは「主作用」と呼びます。

たんなる毒物反射を〝効能〟と偽る。これが第二のワナです。

③ 副作用

体内に〝毒〟Aを入れれば、その毒性に対する反射は「血圧降下」だけではありません。消化器系では、胃の粘膜が荒れるかもしれない。あるいは下痢をする。

体内に毒物が入ったのだから、胃壁や腸の組織が過敏に反応して当然です。

肝臓、腎臓障害。これも〝毒〟が侵入したのだから、起こって当然。さらに、神経系では頭痛、めまい、不眠症、皮フ系では発疹（はっしん）、心臓関係では心悸亢進（しんきこうしん）、不整脈などなどが起こっても不思議ではありません。

生殖系では不妊、精子異常、奇形など、そして、最悪は発ガンでしょう。

毒物Aの投与で、考えつくだけでもこれだけの臓器、器官、組織において〝毒〟反射が起こっておかしくない。これらを、医学用語で副作用と呼びます。

製薬メーカーが目的とする主作用に比べて、数十、数百もの副作用が発生してもおかしくありません。

しかし、製薬会社は、主作用は大々的に広告・宣伝するくせに、これら数多くの副作用群について、知らんぷりです。

医薬品に添付が義務づけられている「添付文書」ですら、「重大副作用」など、命に関わるような副作用にしか触れません。

それ以外は、できるだけ患者には知られたくない。

しかし、医薬品「降圧剤A」を患者に投与すれば、程度の差はあれ、数多くの〝毒〟反射（副作用）が患者を襲います。

これもまた、製薬メーカーにすれば願ったり叶ったりです。

なぜなら、副作用でおう吐、胃痛などが起これば胃薬、下痢すれば下痢止め、肝臓障害なら肝臓薬……と、副作用おのおのに応じて、またもクスリが投与できるからです。

こうしてAという1種類のクスリが生み出す複数の副作用B、C、D、E……に、またまたおのおののクスリを投与し、それが、また複数の副作用を発生……とクスリの適応症が増えていく。

まさに、製薬資本にとっては笑いが止まらない。患者は苦しみが止まらない。

メーカーは極楽、患者は地獄です。副作用群でクスリ漬け地獄にひきずりこむ。これが、第三のワナです。

④ 薬物耐性

「毎日、飲んでみてください」。これが、医者が患者に下す厳命です。

つまり、〝毒〟を毎日、身体に入れろ、と命令しているのです。

しかし、人間の身体もなんとか、〝毒〟の侵入に耐えて生き残ろうとします。

つまり、毒物に対して、抵抗力が出てくるのです。

だから、たとえば〝毒〟（降圧剤A）を飲んで、毒反射で血圧が下がっていたものが、次第に下がらなくなる。身体が必死で抵抗力を獲得したから当然です。すると、「最近Aの効きが悪いですね。2錠に増やしましょう」と医者は言う。

そして、また時期が過ぎると、それが3錠、4錠……と増えていく。

これまた、製薬メーカーは、笑いが止まらない。自動的に消費量（売上げ）が増えていくのですから。

しかし、患者はたまったものではない。体内に入る毒の量が増え続ける。それだけ、副作用群も種類も症状も増え続けていく。体内に入る毒の量が増えれば、それは体毒として脂肪や内臓、各細胞などに蓄積されていきます。

それが、最後はガンなど悪性疾患や難病、さらには精神疾患など重大な病気（医原病）を引き起こし、命まで奪っていきかねません。

薬物耐性でクスリ使用量が増える。これが第四のワナです。

⑤ 薬物依存

次のページの「命の振り子」を見てください。

命の振り子・薬物依存の状態

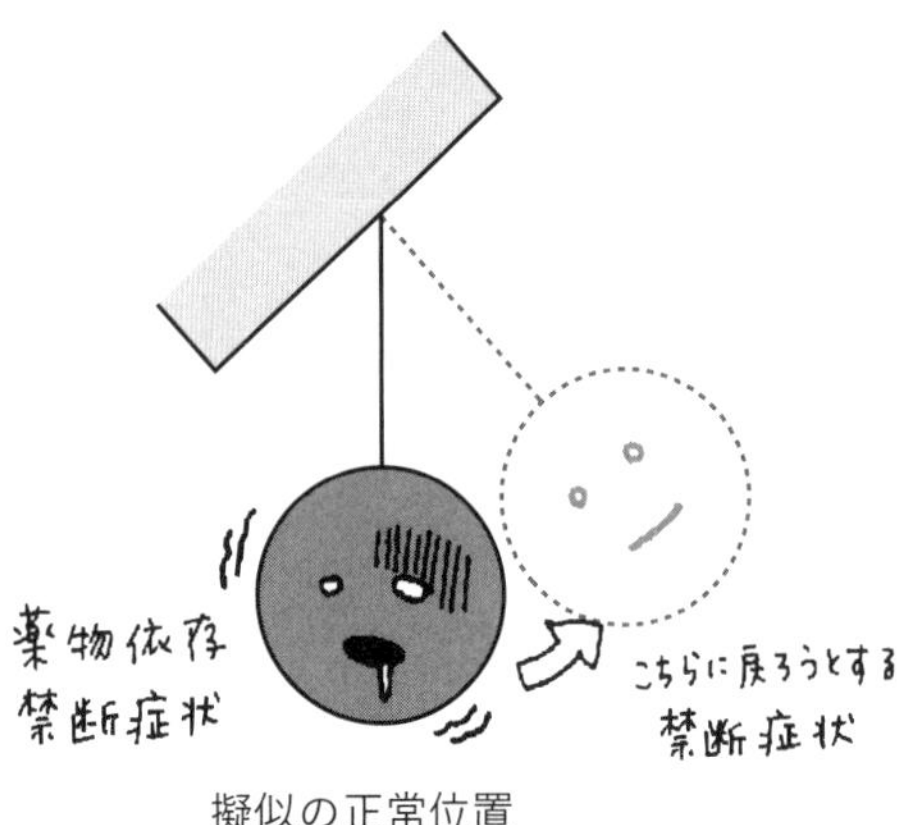

薬物を常用すると、斜めに傾いた異常な状態を身体は正常と錯覚し、擬似の正常位置に固定される。

毎日の投薬で薬物Aによる逆症療法が継続的に行なわれると、「振り子」は四六時中、斜めに傾いだ状態が固定されます。

　すると、この状態が永続することで、身体はこの「振り子」の位置が〝正常〟と誤認するのです。つまり、薬物Aに依存して、疑似の〝正常位置〟を保っているのです。

　これが、薬物依存の状態です。

　こうして、とりあえず日常生活を無事に送るように身体機能が調整されます。

　しかし、人間の身体は、新陳代謝機能を備えています。

体内に入った毒物Aも肝臓で解毒され体外に排泄されます。

逆症療法の「振り子」を左に引っ張る力が消え失せます。

すると、「振り子」は当然、本来あるべき正常位置に向かっていきます。

しかし、この位置を〝正常〟として生理活動を営んできた身体は、これを〝異常〟と錯覚するのです。だから、苦痛、苦悶のアラームを鳴らして、それに抵抗するようになります。これが、禁断症状です。

本人は、苦しさのあまり、毒物Aを服用する。すると、アラ不思議！　これまでの苦痛がウソのように消えて、ハッピーな状態が戻ってきます。

それは毒物Aで左に逆症療法が働き、「振り子」が疑似の〝正常位置〟に固定されたからです。これが、薬物中毒のメカニズムです。

この疑似〝正常位置〟を保つためには、つねに、定期的に、依存薬物Aを投与し続けないと、恐ろしい禁断症状に苦しむことになります。

だから、患者は薬物Aを死ぬまで手放せなくなる。

この悲劇的な薬物依存は、とくに向精神薬の分野では深刻です。覚せい剤中毒などその典型。頭痛薬、睡眠薬などでも、この薬物依存症が数多くみられます。

薬物依存症による売上げ増。これが、第五のワナです。

高齢者が仕掛けワナの獲物

クスリの第一から五番目の仕掛けワナ――。

クスリは病気を治せないどころか、慢性化、悪性化させ、さらには耐性、依存性で使用量が増大し、地獄のクスリ漬けで、後戻りできなくなる。

そうして、体内にクスリの毒素は堆積、蓄積し、最後は深刻な医原病に陥り、ガン、難病などで廃人同様になって、息を引き取る……という仕組みです。

恐ろしいのは、この悪魔の薬物療法が、もっともターゲットとしているのが中高年層だ、ということです。とくに高齢者ほど、クスリ漬けははなはだしい。

たとえば、日本では70歳以上の2人に1人が降圧剤を飲まされています。

老人福祉、高齢者医療の美名のもと、シニアがこの5段階の仕掛けワナの獲物にされているのです。

この仕掛けワナから脱け出すために思い出すべきなのは、人間の自然治癒力をよみがえらせるファスティングです。

歳(とし)をとったら、クスリから遠ざかれ!

高齢者ほど強固な4大信仰

日本はすでに2013年で、総人口に占める65歳以上が25%と過去最高を更新。つまり、日本人の4人に1人は65歳以上の高齢者。かくいう私もまもなく68歳。2015年には立派な高齢者(?)の仲間入り。さらに2050年には、3人に1人という超々高齢化の社会になるといわれています。

はっきりいって、お年寄りほど、検査・クスリ・お医者様・病院の4大信仰にとらわれています。その信心(盲信?)の深さは、まさに薬師如来像を拝むがごとし。

「老人は薬から遠ざかれ!」

はるか以前より、こう訴え続けてこられた医学博士がいます。

田村豊幸（たむらとよゆき）博士。その著書『薬は毒だ』（農山漁村文化協会）は、薬害告発の草分けの書といえます。

「老人が薬を飲んだら、運が悪いと薬による死亡を考えなくてはならない」（田村博士）

彼は、それを〝薬死〟と呼びます。

肝臓、腎臓も老化する

田村博士が「老人はクスリを飲むな！」と訴えるのには理由があります。

それは、老人ほどクスリの副作用が多いからです。

それは「身体の各器官が老化しているから」というわけです。

老人の各臓器の機能低下は、はっきり数値で示される。

① 肝臓機能

年齢別に肝臓の重さを比較してみると、20〜30代をピークに、肝重量は歳をとるごとに減り続けるのです。70歳を超えると肝機能の衰えぶりは明確です。この肝臓こそ解毒機能を担う部位で、解毒能力の減退は明らかです。

体内に侵入したクスリ（毒物）は、肝臓で分解され、腎臓から排泄されます。

肝機能が衰えた高齢者は、この分解能力が追いつかず、クスリの毒素は、体毒として脂肪や内臓、さらには細胞レベルで蓄積されていくのです。

こうして身体にたまった体毒が、さまざまな疾患、難病の原因になることは、もはや言うまでもありません。

②腎臓機能

同様に腎臓重量も経年で変化します。

60歳では235グラムほどあった腎重量が80歳を超えると、200グラムを切るほど縮小します。つまり、それだけ腎機能も老化するのです。腎臓は肝臓で分解されたクスリ（毒物）を尿から排泄する機能を担っています。「肝腎要（かんじんかなめ）」とは、よくいったものです。

老化で、肝臓・腎臓ともに重量低下して機能は弱るのです。

ほかにも肝機能の低下や、赤血球数の減少も明らかです。これらは、老人ほどクスリのダメージを受けやすいことを如実に示しています。

なのに現実は、65歳以上はクスリ漬けです。

老教授が激怒した質問

万病の原因は生活にあり――この本質に立ち返らなければ、いくらクスリを処方しても〝体毒〟をため、身体にダメージを蓄積するだけです。

しかし、現代医学は、いっさい、原因を考慮しません。

鶴見隆史医師からうかがったエピソードが象徴的です。

鶴見医師が医学生のとき、変わった症状の患者が担ぎ込まれてきたので、思わずかたわらの教授に「この病気の原因はなんですか？」と訊いた。

すると老教授は烈火のごとく怒って怒鳴った。

「原因など考えなくてよろしい。処置すればいいんだッ！」

そのすさまじい怒りぐあいに、若き鶴見医師は、「病気の原因を考えてはいけないのだ……」という〝現実〟を〝学んだ〟というのです。

まったく要らない！ このクスリ

ぜったい飲むな！ すぐやめろ

ぜったい飲むな！ そのクスリとは――。
以下、死亡することすらあるクスリがゾロゾロ。とくに、中高年や高齢者は、臓器や免疫機能などが老化しており、副作用死することも。また、体毒として蓄積し、ガン、生活習慣病、難病などの万病の元凶となる。

▼降圧剤

認知症、心臓病、EDに。死亡5倍の警告も。

医療マフィアは、メタボ診断基準の作成に便乗し、それまで高血圧の診断基準だった

180（最高血圧）を、130まで下げたのです。

姑息（こそく）な手口を弄した理由は、大量の患者狩りです。それだけハードルを下げれば、健康な人々にも〝高血圧症〟の診断を下し、降圧剤を投与して、荒稼ぎできるからです。

小学生でもわかるテクニックです。

なのに、ほとんどの日本人はこの悪辣（あくらつ）なワナに気づかず、「高血圧症ですね」と医者が〝診断〟すると、ナルホドとうなずき、「降圧剤、出しときましょう」と言われれば、「ありがとうございます」。

10年近くたって、ようやく「おかしい……」と声が上がりはじめたので、医療マフィアたちは、慌ててこっそり148までハードルを戻した。

しかし、ほとんどの日本人は、この背後の医療犯罪には気づきもしない。

こうして、今や、日本人の70歳以上の2人に1人は降圧剤を処方されています。

ズバリいえば、いっさいの降圧剤は飲んではいけない。

急にやめて、フラつくようなら、少しずつ減らしてゼロにしてください。

「血圧は、必要だから上げている。それを無理に下げてはいけない」

これは安保徹博士の警告。安保先生の脈をとらせていただいたことがあるが、その脈動は力強くてびっくり。

「200以上あるけど、これがオレの正常血圧だ」と、胸を張る。

安保先生は「降圧剤を飲むから認知症や心臓病が増える」と断言します。

さらに性的不能のEDも激増します。また、高血圧患者（180以上）が病院治療を受けると、死亡率が5倍に激増する、という驚愕データもあります。

体調に異常がなければ、それが自分に合った血圧と思えばよいのです。

▼コレステロール低下薬
筋肉が溶け、車椅子、寝たきり。年1万人死亡の警告も。

無理にコレステロール値を下げるため、筋肉が溶ける「重大副作用」が多発しています。脱力感、倦怠感で、車椅子や寝たきりになる犠牲者も。

「添付文書」には以下の「重大副作用」が警告されています。

「横紋筋融解症」「脱力感」「急性腎不全」「肝障害」「血小板減少」「紫斑」「皮下出血」「血管炎」「全身発熱」など。「1年間で副作用死が1万人」（浜六郎医師）。

▼糖尿病治療薬

酸血症で死亡危機、低血糖症で暴力的に。

「添付文書」には「重篤（じゅうとく）なアシドーシスあるいは低血糖症を起こす」と警告されています。アシドーシスとは酸血症と呼ばれ、血液が酸性に傾く症状。最悪、死亡することも。低血糖症は血糖値が極端に下がった状態です。

副作用症状は他に、動悸（どうき）、頭痛、視力減退、昏睡（こんすい）、暴力衝動など。暴力的になるのは、血糖値を上げようと〝怒りのホルモン〟と呼ばれるアドレナリンが分泌されるからです。血糖値を無理に下げると、血管に沈殿した血糖が血管を詰まらせ、脳梗塞（こうそく）や心筋梗塞の引き金になります。そして、血行不良が最後に発ガンを促すのです。

▼精神安定剤

適応症と副作用がまったく同じ。マッチポンプのペテン薬。

世界でもっとも売られているという「ジアゼパム」の医師向け「添付文書」には、次のように記載されています。

・適応症：不安、疲労、うつ状態、激しい感情の動揺、震え、幻覚、骨格筋のけいれん。

・**副作用：**不安、疲労、うつ状態、激しい興奮状態、震え、幻覚、骨格筋のけいれん。
なんと適応症と副作用が、まったく同じなのです。

つまり、精神安定剤とは、不安に効くという名目で使用させ、その副作用で不安にして、さらに依存性を高める働きしかない。

つまり、マッチポンプ。悪辣なペテン薬の典型です。

それが世界でベストセラーとは、空恐ろしい。

▼風邪薬

治すクスリは存在しない。致死性副作用ＳＪＳで死者多発。


風邪を治すクスリは存在しません。寝ていれば、確実に治ります。

風邪薬は、発熱、咳など治癒反応を阻害し、治癒を遅らせます。

さらに、解熱剤として配合されている薬剤には、最悪の副作用「スティーブンス・ジョンソン症候群（ＳＪＳ）」を引き起こすリスクがあります。

これは皮フ症状、粘膜症状、眼症状をあわせもつ皮フ科の疾患で、２００９年から２年半で、最低でも１３１人の死者と千数百名の重症副作用の被害者を出しています。

熊本の30代の主婦は、大正製薬「パブロン」を1錠飲んだだけでSJSを発症し、1カ月後に無残な症状で苦悶しながら死亡しています。

▼胃腸薬

アルミが認知症の原因に。

制酸剤入りの「胃腸薬」は神経毒の重金属アルミニウムが大量に配合されており、アルツハイマーなど認知症の原因にもなる。

「ガスター10」など、驚くほど「重大副作用」が警告されている市販薬もあります。

では、クスリをやめてどうしたらよいのか？

これらはすべてファスティングによって改善が可能だということは、ここまでお読みになった読者の方なら納得されるでしょう。

メタボも高血圧も、糖尿病もうつ病も風邪も――「クスリを飲むなら、ファスティング！」なのです。

さあ、まずは〝薬毒〟デトックス

老人は歩く〝毒の貯蔵庫〟

日本の中高年、高齢者の身体は、〝薬毒〟まみれ。

とりわけ脂肪の中には、脂溶性の毒素がたっぷり〝貯蔵〟されています。

メタボで肥満体の中高年なら、〝毒貯蔵庫〟も大型になります。

肝臓、腎臓などの内臓にも、内臓脂肪などの中に体毒(たいどく)は溜め込まれています。

さらに、神経系も例外ではありません。

脳の脂質や神経細胞の中にも〝薬毒〟は蓄積し、さまざまな神経障害を引き起こすのです。

「……生活習慣病を引き起こす主役は、脂肪組織。とりわけ内臓脂肪と考えられています。過栄養・肥満により腹腔内の脂肪組織は肥大化し、アディポカインの分泌が変化し、炎症を惹起すると脂肪組織の変化が生じます」(金沢大学「脳・肝インターフェースメディシン研究センター」環境応答学部門　太田嗣人研究室)

アディポカインとは、脂肪組織から産生される生理活性物質の総称です。

この論文が警告しているのは、肥満症は、脂肪からさまざまな生理物質(脂肪毒素)を排出し、それがさまざまな疾患の原因になるという事実です。

ここで無視できないのは、脂肪中に溜まった毒素が起こす悪さです。

中高年や高齢者が健康になる最短距離は、一にも二にも、身体中に溜まった〝薬毒〟などの体毒を、ファスティングで速やかに体外に排出すること。これに尽きるでしょう。

排毒は6段階のステップで

〝薬毒〟デトックスのファスティングは、次のようにします。

(1) クスリをやめる

ただし、長年飲み続けたクスリは、依存性がある場合があります。

1日やめて、身体の反応をみてください。異常がなければ、2日、3日と飲まない期間を延ばします。「震え」「不安」など禁断症状が出て、我慢しきれなかったら半分量飲んで、心身を落ち着かせます。まだ依存症が残っているのです。

我慢できる〝禁断症状〟なら水を飲んだりして、やりすごしましょう。

この過程を「脱薬」といいます。「脱薬療法」に専門的に取り組んでいるクリニックもあります。1人での「脱薬」に不安がある方は、専門ドクターに相談して、指示にしたがって〝薬毒〟をデトックスしてください。

(2) 1日2食にする

3食の人は、まず朝食を抜きます。

(3) 1日1食に挑戦

1カ月ほど続けて1日2食が平気になったら、昼も食べず、1日1食にしてみましょう。排毒はさらに加速されます。

（4）週末断食でスッキリ

タモリさんは「笑っていいとも！」の司会を務めた32年間、ずっと1日1食主義で、さらに日曜日は24時間断食を続けてきたことで有名です。

（5）3日断食にトライ

これは自宅でもできます。

口にするのは梅干し、大根下ろし、ファスティングドリンクくらい。

（6）1週間断食

これは自宅でできる排毒のためのファスティングの限界です。

これ以上は、専門家の指導の下で行なってください。

急につらい断食に挑戦しない

——以上が、中高年が身体にたまった〝薬毒〟を排毒するためのファスティング方法です。第3章を参照しながらお試しください。

とくに〝薬毒〟デトックスのさいに大切なことは、（1）から順番に行なうことです。急に（6）1週間断食に挑戦するなどは無謀で、やってはいけません。

急に長期断食を行なうと身体の脂肪が〝燃焼〟し、その中に潜んでいた毒素が、急激に排出されてきます。いわゆる脂肪毒が血中に出てくるのです。

その〝薬毒〟が血液に乗って体中を巡るので、不快感や頭痛などにおそわれます。

これを、従来の断食行では〝好転反応〟と呼んでいたのです。まさに、身体が改善している証しの〝苦しみ〟というわけです。

しかし、つらい、苦しいことは、さけてやるのが賢明です。

よって、体内に蓄積した〝薬毒〟を急に排出して、苦しい目に遭うより、（1）から（6）まで、ゆるやかな段階を経てデトックスするほうが、楽で快適です。

ファスティングは3段階で病気を治す

■自己浄化、■病巣融解、■組織再生

では——。ここで、ファスティング（少食・断食）が、なぜ、病気を治し、心身を若返らせるのか、まとめてみましょう。

「ファスティングは、万病を治す」とは、古代ヨガの奥義です。

そのメカニズムは、現代医学も解明し始めています。

その過程には、3ステップあります。

（1）自己浄化：病気の原因である〝体毒〟には2種類あります。

「食の毒」と「心の毒」です。

「食の毒」とは、わかりやすくいえば「過食」の毒です。代謝能力を超えて食べると、排泄しきれなくなった〝毒〟は老廃物として体にたまります。これが〝体毒〟です。

「心の毒」とは、苦悩が生み出すアドレナリンという猛毒ホルモンです。

ファスティングすると2つの〝体毒〟が排毒されます。精神が安定するので「心の毒」も発生しません。このデトックスによる自己浄化でクリーンな理想的心身となります。

病気が消えていくのも当然です。
（2）病巣融解：デトックスが真っ先に進むのが病巣です。そこに、もっとも〝体毒〟がたまっているからです。病巣の組織・器官の細胞は融解し、分解されていきます。
これが、オートファジー現象です。
（3）組織再生：病巣が融解、分解されたあとに、新しい組織・器官が再生されていきます。だから、ファスティングこそが、真実の再生医療なのです。

「食」は「血」となり「肉」となる

この（1）〜（3）の過程を解説するものが千島（ちしま）・森下（もりした）学説です。

「食」は「血」となり「肉」となる……。

これは、栄養素が血球細胞（万能細胞）に変わり、さらに体細胞に変化する過程を説明しています。これを「同化作用」と呼びます。

断食・飢餓状態では、ぎゃくの反応が起こります。

「肉」は「血」となり「食」となる……。

これは、体細胞が、血球細胞（万能細胞）に戻り、さらに栄養素に変化する過程を説明しています。これは「異化作用」と呼ばれます。

半世紀以上も前に、真理を発見した千島・森下学説を、現代医学は、完全に黙殺。弾圧しました。その結果、人類を救う真理もまた、闇に葬られてしまったのです。

なんと、悲しくも、愚かなことでしょう。

そしていま、ファスティングは、こうして21世紀の新医学として、みごとに復活、新生してきたのです。

おわりに

人間ほど病気をする動物はいない

おしまいまで、読んでいただき、ありがとうございます。
あなたの感想は、いかがですか？
生命って、シンプルだなあ！……と思われたのではないでしょうか？
野生の動物たちは、その摂理にしたがって、じつに優美に、悠然と、生きています。
いっぽうで、「地球上で人間ほど病気をする〝動物〟はいない」といわれます。
なんと現代医学では、4万種を超える病名があるそうです。
こんなちいさなからだに、それだけの病気が……あるわけがありません。
医学は、なんでそれほど多くの病気を〝発明〟したのでしょう？
〝病名〟を付ければ、それだけ、〝クスリ〟を売ることができるからです。
はやくいえば、巧妙、狡猾（こうかつ）なカネもうけにすぎません。

「現代医学の神は死神、病院は死の教会」「医療の9割が消えれば、人類は健康になれる」アメリカのR・メンデルスソン博士のあまりに有名な警句です。

〝体毒〟＋〝薬毒〟で治らない

わたしたちは、そろそろ、目覚めるときではないでしょうか？
医療が病気を作り、医療が病人を殺している。
悲しくも、恐ろしい現実を、わたしたちは見つめなくてはなりません。
「万病は、〝体毒〟で、生じる」
この真理を、胸にきざんでください。
あなたは、いまだクスリが病気を治す……と信じていませんか？
クスリは〝毒〟です。それは、いまや、お医者さんも認めています。
そのクスリを飲むことは、〝体毒〟に〝薬毒〟をプラスすることです。
〝体毒〟＋〝薬毒〟で、体内の〝毒〟は倍増します。
これで、病気が治るはずがない。病気はただひどくなる。
子どもでもわかるでしょう。

大自然にまかせた生き方を

病気の原因〝体毒〟を外に出せば、あとにはクリーンなからだが残り、病気も消えていく。

これも、じつにシンプルでわかりやすい。

こんな明解なファスティング理論を、現代医学のお医者さんたちは「餓死するッ！」と非難、攻撃してきました。しかし、世界の医学界はちがいます。

断食がガンすらも治すことを認めているのです。

「ファスティングはガンと闘う最良の方法だろう」（『TIMES』紙）

（1）自己浄化

（2）病巣融解

（3）組織再生

断食による、この3ステップの治癒メカニズムを知れば、ガンが治るのもとうぜんと気づくはずです。

野生の動物たちは、本能という叡智で、とっくの昔にこの真理にめざめているのです。彼らは、食べて良いもの、悪いものを、わきまえています。

そして、必要以上には、食べません。

わたしたちも、そのゆったり大自然にまかせた生き方を、みならうときかも、しれませんね。

船瀬俊介

【おもな参考文献】

『健康常識のウソに騙されず長生きするための88の智恵』（鶴見隆史著　かざひの文庫）
『「酵素」の謎』（鶴見隆史著　祥伝社新書）
『断食でがんは治る』（鶴見隆史著　双葉新書）
『脳がよみがえる断食力』（山田豊文著　青春新書）
『「食」を変えれば人生が変わる』（山田豊文著　河出文庫）
『親子でまなぶ頭のよくなる栄養事典』（山田豊文著　国土社）
『家族みんなが病気にならない食べ方事典』（山田豊文著　現代書林）
『細胞から元気になる食事』（山田豊文著　新潮文庫）
『薬は毒だ』（田村豊幸著　農山漁村文化協会）
『ほとんど食べずに生きる人』（柴田年彦著　安保徹監修　三五館）
『断食のすすめ』（寺井嵩雄、桜木健古著　柏樹社）
『日本食長寿健康法』（川島四郎著　読売新聞社）
『食べない人たち』（秋山佳胤、森美智代、山田鷹夫著　マキノ出版）
『「食べない」生き方』（森美智代著　サンマーク出版）

『「食べること、やめました」』（森美智代　マキノ出版）
『3日食べなきゃ、7割治る！』（船瀬俊介著　三五館）
『やってみました！　1日1食』（船瀬俊介著　三五館）
『食べすぎる日本人』（安達巖著　三一新書）
『肉を食べると早死にする』（森下敬一著　ペガサス）
『長生きしたけりゃ肉は食べるな』（若杉友子著　幻冬舎）
『無人島、不食130日』（山田鷹夫著　三五館）
『人は食べなくても生きられる』（山田鷹夫著　三五館）
『奇跡が起こる半日断食』（甲田光雄著　マキノ出版）
『長生きしたければ朝食は抜きなさい』（東茂由著　甲田光雄監修　KAWADE夢新書）
『老化は食べ物が原因だった』（ベンジャミン・S・フランク著　市川桂子訳　青春出版社）
『小食のすすめ』（明石陽一著　創元社）
『長生き名人に学ぶ百歳食事典』（永山久夫著　光風社出版）
『「薬をやめる」と病気は治る』（安保徹著　マキノ出版）
『瞑想ヨガ入門』（沖正弘著　日貿出版社）
『実践瞑想ヨガ――生活篇』（沖正弘著　致知出版社）

『道教の房中術』（土屋英明著　文春新書）
『無病法』（ルイジ・コルナロ著　中倉玄喜編訳・解説　ＰＨＰ研究所）
『大腸をきれいにすれば、病気にならない』（ノーマン・ウォーカー著　船瀬俊介監修　徳間書店）
『飲み水にこだわれば、健康に生きられる』（ノーマン・ウォーカー著　船瀬俊介監修　徳間書店）
『食事を正しくすれば、老化は防げる』（ノーマン・ウォーカー著　船瀬俊介監修　徳間書店）
『酵素を摂れば、元気な身体がよみがえる』（ノーマン・ウォーカー著　船瀬俊介監修　徳間書店）
「食養の道」（各号　ヤマト食養友の会）

カバー・本文デザイン・イラスト／藤塚尚子（ｅｔｏｋｕｍｉ）

［著者紹介］

船瀬俊介（ふなせ しゅんすけ）

1950年、福岡県生まれ。医療、食品、環境問題に取り組むジャーナリスト、かつ文明評論家。九州大学理学部を経て、早稲田大学文学部社会学科卒業。日本消費者連盟の活動に参加、「消費者レポート」の編集などを経て、独立。以来、消費・環境問題を中心に執筆、講演活動を行なう。「断食・少食」による自己治癒力の引き出し方を説いた『３日食べなきゃ、７割治る！』（三五館）、実践者の驚きの声で新常識を提案した『やってみました！１日１食』（同）によって、ファスティングブームを生み出す。本書では、「若返り」をテーマに、すぐやれて、だれでも必ず成功するファスティング術を追求。主な著書に、『買ってはいけない』（共著・金曜日）、『できる男は超少食』（主婦の友社）、『新装版 ３日食べなきゃ、７割治る！』（ビジネス社）、『未来を救う「波動医学」』（共栄書房）、『元気になりたきゃ、お尻をしめなさい』（日本文芸社）などがある。

船瀬俊介 公式ホームページ http://funase.net/（メルマガ配信中）

本書は2015年１月に三五館より刊行された
『若返ったゾ！ ファスティング』を大幅に加筆・修正した新装版です。

若返る！ 健康少食

2018年4月10日　第1刷発行

著者
船瀬俊介
発行者
中村　誠
DTP
株式会社キャップス
印刷所
図書印刷株式会社
製本所
図書印刷株式会社
発行所
株式会社日本文芸社
〒101-8407 東京都千代田区神田神保町1-7
TEL.03-3294-8931［営業］, 03-3294-8920［編集］
*

Printed in Japan　ISBN978-4-537-26189-9
112180319-112180319Ⓝ01
編集担当・水波 康

URL　https://www.nihonbungeisha.co.jp/